Rücken Quickies
das Schnellprogramm

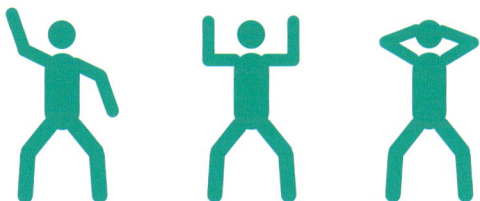

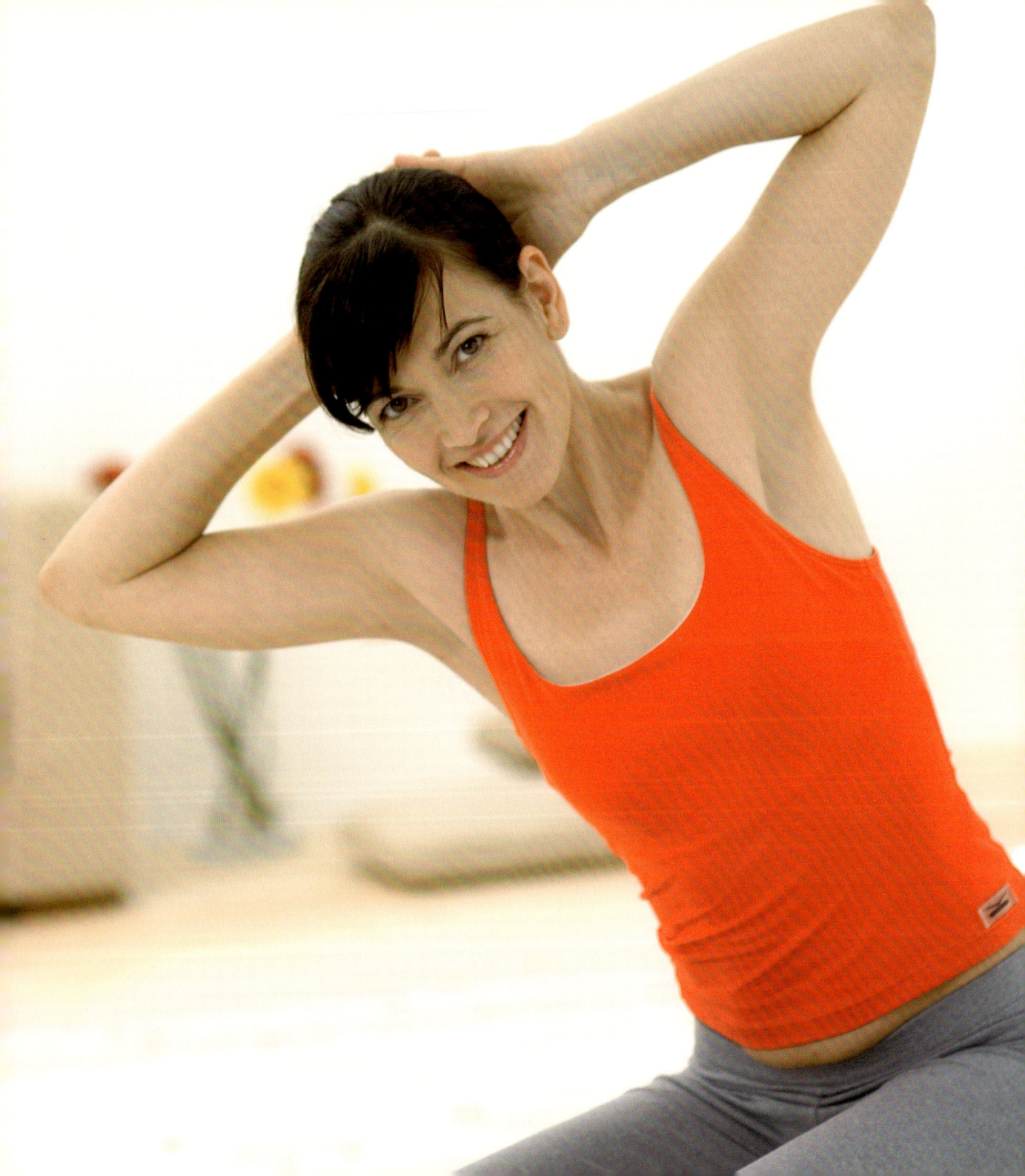

DIETER GRABBE

Rücken Quickies
das Schnellprogramm

Dehnen · Mobilisieren
Kräftigen · Entspannen

Inhalt

Rücken-Quickies: schnell in Form 6

Los gehts! Die besten Rücken-Quickies 28

Rücken-Quickies im Alltag 70

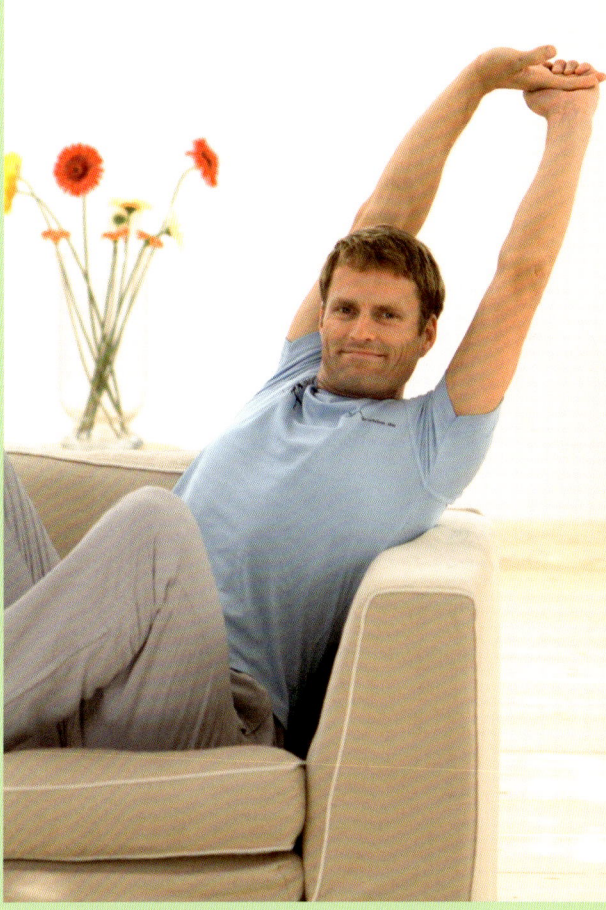

Rücken-Quickies: schnell in Form

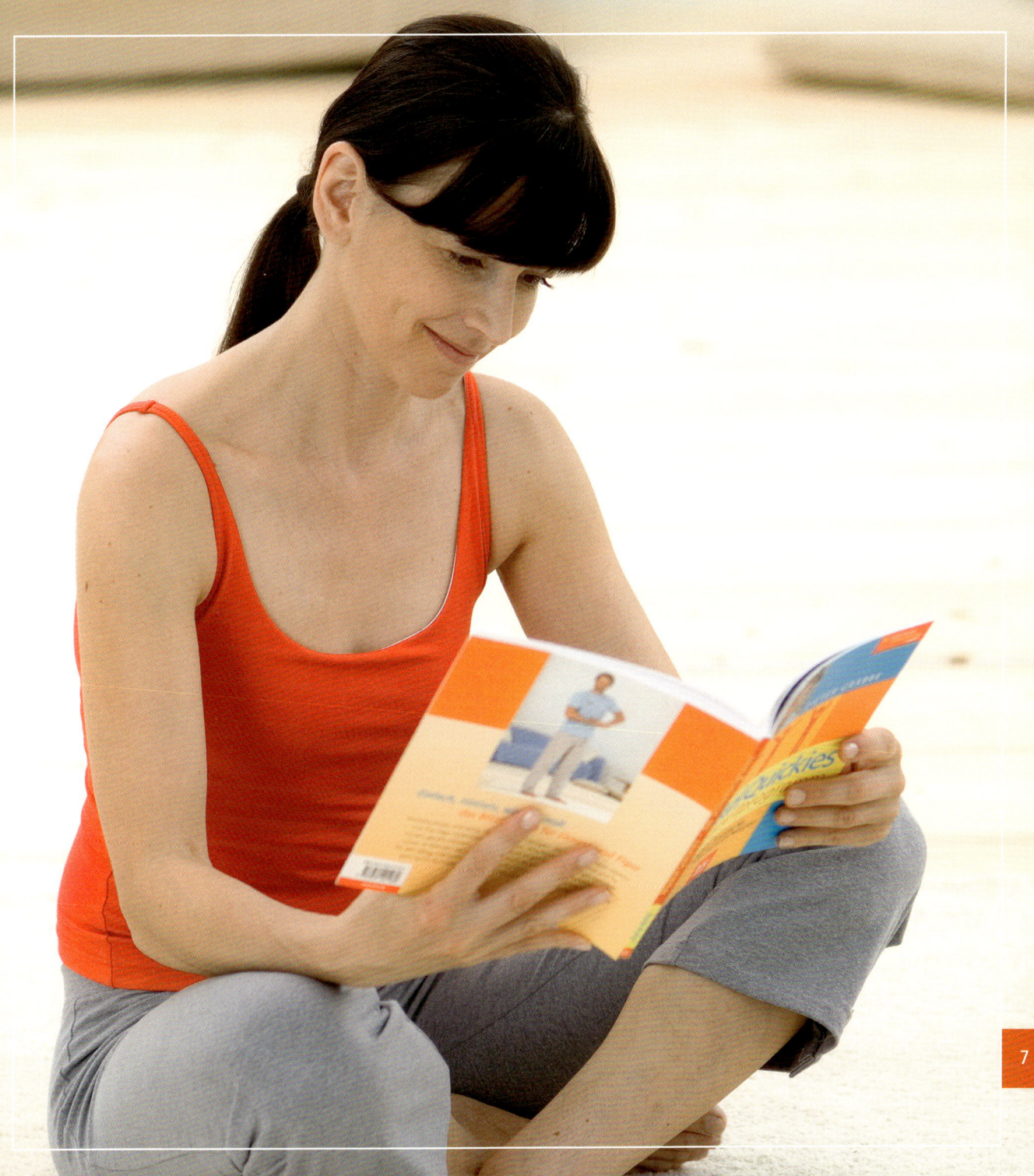

Optimales Alltagstraining für einen starken Rücken

Vier von fünf Menschen leiden im Laufe ihres Lebens hin und wieder an Rückenschmerzen, jeder zweite ist sogar regelmäßig davon betroffen. Unser moderner Lebensstil ist für unseren Körper alles andere als ideal: Wir verbringen viel zu viel Zeit im Sitzen oder mit monotonen Arbeitsabläufen, bewegen uns zu wenig und treiben selten oder zu einseitig Sport. Als »Zentrum des Bewegungsapparates« leidet unser Rücken darunter besonders stark, und die Folgen sind nur allzu schnell quälende Rückenbeschwerden.

Der beste Schutz vor Rückenbeschwerden ist ein starker Rücken. Den meisten ist dies durchaus bewusst, und sie würden auch nur zu gerne etwas für ihren Rücken tun. Das Problem: Ein prall gefüllter Terminkalender lässt oft einfach keine Zeit für aufwändige Trainingseinheiten. Und das Training im Fitness-Studio ist vielen zu beschwerlich oder zu teuer, um damit »nur« ein wenig ihren Rücken zu stärken. Nicht zuletzt fällt es oft schwer, sich zum Training zu motivieren, wenn es schon bei ganz alltäglichen Bewegungen im Rücken zwickt und schmerzt. Schade – denn richtiges Training wirkt nicht nur vorbeugend, sondern auch heilend.

In diesem Buch möchte ich Ihnen effektive Kurzübungen für einen starken Rücken und eine gute Haltung ans Herz legen – die Muskelquickies für den Rücken oder kurz: Rücken-Quickies. Je nach Zeit und Fitnessgrad können Sie die Übungen beliebig zu kleinen Kurz-Workouts zusammenstellen. Alle Rücken-Quickies können Sie aber auch einzeln und mitten im Alltag einsetzen, um Ihren Rücken nebenbei zu trainieren. So gleichen Sie eine einseitige Arbeitshaltung aus und können schon bei den ersten Anzeichen von Rückenschmerzen gegensteuern und dafür sorgen, dass es gar nicht erst zu Hexenschuss & Co. kommt.

Kleine Trainingseinheiten – große Wirkungen

Rücken-Quickies sind einfache, kurze, aber sehr wirkungsvolle Techniken, durch die Sie:
>> Ihren Rücken in Topform bringen
>> die Rückenmuskulatur stärken, dehnen und stabilisieren
>> Ihre Haltung verbessern
>> Verspannungen abbauen und neue Energien tanken

RÜCKEN-QUICKIES: EINFACH EFFEKTIV!

Wenn Sie glauben, dass Sie sich besonders anstrengen müssen, um Ihren Rücken zu kräftigen, irren Sie sich. Immer mehr Studien beweisen, dass Sie keinesfalls einen eisernen Willen brauchen, um fit zu werden. Weniger ist mehr! Um Ihre Rückenmuskulatur zu stärken, harmonisch zu entwickeln und Haltungsfehler auszugleichen, können (und sollten) Sie sich zeitraubende Trainingseinheiten sparen! Es ist sehr viel effektiver, einige Minuten lang intensiv zu trainieren, als stundenlang oberflächlich. Rücken-Quickies bieten Ihren Muskeln die richtige Dosis an Kräftigung und Bewegung, ohne sie dabei zu überfordern. Wichtig ist allerdings, dass Sie die drei wichtigsten »Muskelquickies-Prinzipien« beachten: Trainieren Sie

> **kurz**
> **bewusst und intelligent**
> **auf einfache, unkomplizierte Weise**

In wenig Zeit viel erreichen!

Dass zehn Minuten nicht ausreichen, um etwas für sich und den Rücken zu tun, stimmt nicht. Selbst mit noch kürzeren Übungseinheiten für zwischendurch können Sie die meisten Rückenprobleme in den Griff bekommen – allerdings nur, wenn Sie beim Üben auf das »Wie« achten. Auch mit Mini-Schritten lassen sich dann sehr gute Wirkungen erzielen!

Um Haltung und Beweglichkeit zu verbessern, müssen Sie nur wenig Zeit investieren. Ein Rücken-Quickie dauert gerade mal 40 Sekunden. Ein Trainingsprogramm für Anfänger nur wenige Minuten.

Mit Köpfchen trainieren

Intelligent trainieren, das heißt, dass Sie auch wirklich spür- und sichtbare Erfolge erzielen sollten. Das Geheimnis der Rücken-Quickies lautet Intensität – und die wird durch drei Faktoren gewährleistet:

> Trainieren Sie nach dem »Slow-Motion-Prinzip« – führen Sie also sehr langsame, zeitlupenartige Bewegungen durch.
> Bauen Sie isometrische Phasen ein, bei denen der Muskel bei jeder Übung einige Sekunden lang statisch angespannt wird.
> Achten Sie darauf, bewusst und einfühlsam zu trainieren. Mentale Kräfte helfen dem Körper dabei, gesund und fit zu werden.

In der Einfachheit liegt die Kraft

Sie brauchen weder teure Ausrüstung noch Fitness-Studio, Hanteln oder Sportdress: Rücken-Quickies können Sie in den eigenen vier Wänden ausführen, im Büro und sogar zwischendurch - mitten im Alltag. Dabei sind die Techniken so einfach, dass jeder sie leicht erlernen kann.

Was Sie über Ihren Rücken wissen sollten

Um wirkungsvoll trainieren zu können, muss niemand zum Rückenspezialisten werden. Trotzdem: Ein paar Fakten zum Thema »Muskeln« schaden natürlich nicht, denn mit den wichtigsten Basics rund um die Anatomie wird es Ihnen leichter fallen, ein besseres Körpergefühl zu entwickeln. Hier also zunächst die wichtigsten »Muskel-Facts«:

> Ob beim Sport, beim Treppensteigen oder beim Fensterputzen – mit schlecht entwickelten Muskeln

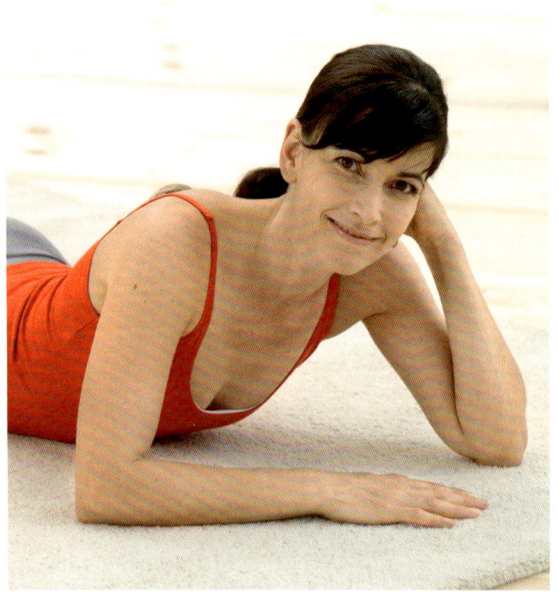

Nur ein gesunder Rücken fühlt sich auch gut an.

geht gar nichts mehr. Eine gute Muskulatur sieht nicht nur gut aus, sie ist auch lebensnotwendig, damit wir uns bewegen können.

> Bei Frauen machen die Muskeln im Schnitt 25 bis 30, bei Männern rund 40 bis 50 Prozent der Gesamtmasse aus.

> Unsere Muskeln – oder genauer gesagt die rund 400 willkürlichen Muskeln, die zur Skelettmuskulatur gehören – lassen sich gezielt trainieren. Und dabei gilt: »Use it or loose it« – nur wer seinen Bewegungsapparat auch wirklich in Bewegung bringt, kann in Form bleiben.

> Unsere Muskeln sind sowohl die Motoren für den Bewegungsapparat als auch die Säulen für unsere Körperstatik. Eine gut entwickelte Muskulatur verbessert somit unsere Bewegungsfreiheit und unsere Haltung.

> Die Skelettmuskeln bestehen aus Muskelbündeln und diese wiederum aus Muskelfasern. Die Anzahl und Zusammensetzung dieser Muskelfasern ist zwar bei jedem etwas unterschiedlich – doch eines ist bei allen gleich: Die Muskeln sind umso leistungsfähiger, je besser sie trainiert sind, da trainierte Muskeln besonders viele Fasern aktivieren können.

RÜCKEN-FACTS

Der Rücken ist das zentrale Element unseres Bewegungsapparats. Seine symmetrisch angeordneten Muskeln, Knochen, Sehnen und Nerven ermöglichen uns erst die aufrechte Haltung und die unzähligen Bewegungen, die wir Tag für Tag durchführen. Oft wird uns das erst dann bewusst, wenn diese Beweglichkeit durch starke Rückenschmerzen plötzlich fehlt. Wer die Hilflosigkeit bei einem Hexenschuss selbst erlebt hat, weiß, wie wichtig ein gesunder Rücken ist. Aber wussten Sie auch, dass:

> Sie abends rund zwei Zentimeter kleiner sind als morgens, weil die Bandscheiben durch die Druckbelastung bei aufrechter Haltung einen Teil ihres Flüssigkeitsgehalts verlieren?

> die Druckbelastung auf die Bandscheiben im Bereich der Lendenwirbelsäule beim Hochheben eines Gewichts um ein Vielfaches ansteigt?

> die Rückenmuskulatur in verschiedene Schichten unterteilt werden kann, die übereinander liegen und unterschiedliche Aufgaben erfüllen: kurze, kräftige Muskeln, die die einzelnen Wirbel miteinander verbinden, lange, parallel zur Wirbelsäule verlaufende Muskeln, mit deren Hilfe Sie den Rumpf vor- und zurückbeugen können, und schräg verlaufende Muskeln in Dreiecks- und Rautenform, die Ihnen Drehbewegungen in alle Richtungen ermöglichen?

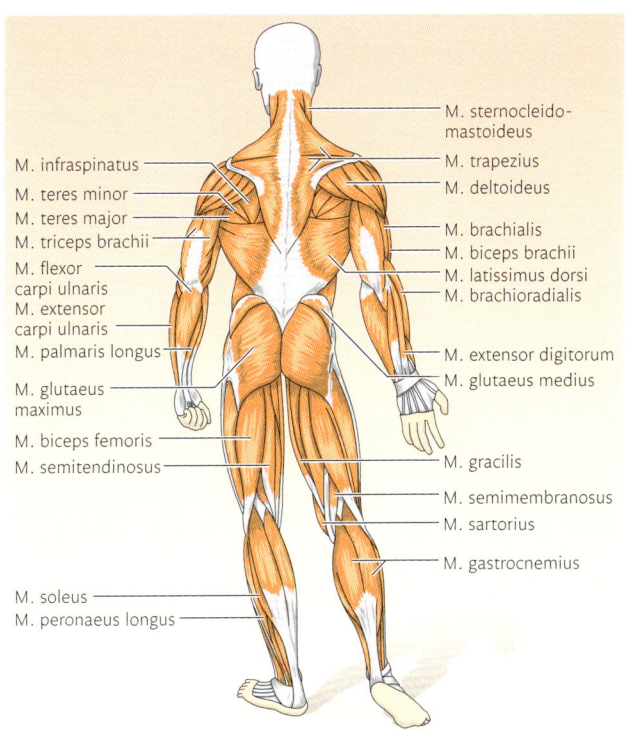

Oberflächliche Skelettmuskulatur – Ansicht von hinten

M. infraspinatus
M. teres minor
M. teres major
M. triceps brachii
M. flexor carpi ulnaris
M. extensor carpi ulnaris
M. palmaris longus
M. glutaeus maximus
M. biceps femoris
M. semitendinosus
M. soleus
M. peronaeus longus

M. sternocleido-mastoideus
M. trapezius
M. deltoideus
M. brachialis
M. biceps brachii
M. latissimus dorsi
M. brachioradialis
M. extensor digitorum
M. glutaeus medius
M. gracilis
M. semimembranosus
M. sartorius
M. gastrocnemius

> der größte Muskel Ihres Körpers der große Rückenmuskel ist?

> die stärksten Rückenmuskeln keine Garantie für einen gesunden Rücken sind, wenn nicht zusätzlich kräftige Bauchmuskeln die Wirbelsäule stützen und den Rücken entlasten?

> eine schlechte Sitzhaltung oft die Ursache für Rückenbeschwerden ist?

> viel Bewegung und leichtes Muskeltraining der beste Schutz vor Rückenbeschwerden sind?

DIE ANATOMIE DES RÜCKENS

Wer die Anatomie des Rückens kennt, der versteht umso leichter die Zusammenhänge zwischen der richtigen Haltung, verschiedenen Bewegungen und dem Wohlbefinden seines Rückens. Natürlich können Sie alle Rücken-Quickies auch ohne die geringsten anatomischen Kenntnisse durchführen – doch je besser Sie Ihren Rücken kennen, desto leichter können Sie auch erkennen, wie Sie ihn am besten stärken und trainieren.

Die Wirbelsäule – Stütze und Schutz

Das zentrale Element des Rückens ist die Wirbelsäule. Sie besteht aus 24 beweglichen Wirbeln und den miteinander verwachsenen Wirbeln von Kreuz- und Steißbein. Ihre charakteristische Krümmung in Form eines doppelten S verleiht dem Körper seine Balance und sorgt dafür, dass Erschütterungen beim Gehen, Laufen und Springen federnd abgefangen werden. Durch die Wirbel verlaufen die Nervenbahnen des Rückenmarks, die den Austausch von Informationen zwischen Gehirn und Körper gewährleisten. Neben ihrer Bedeutung für die aufrechte Haltung besteht die wichtigste Aufgabe der Wirbel darin, das Rückenmark zu schützen.

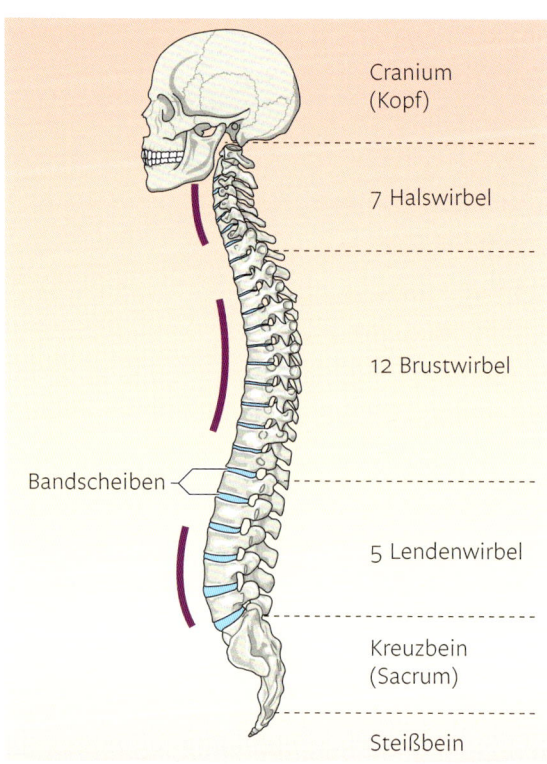

Cranium (Kopf)

7 Halswirbel

12 Brustwirbel

Bandscheiben

5 Lendenwirbel

Kreuzbein (Sacrum)

Steißbein

Durch regelmäßiges Training schützen Sie Ihre Wirbelsäule (bis ins hohe Alter).

Die Bandscheiben – körpereigene Stoßdämpfer

Zwischen den einzelnen Wirbeln liegen die Bandscheiben. Die Bandscheiben werden je nach ihrer Position in der Wirbelsäule von oben nach unten immer dicker und haben die Funktion von kleinen Stoßdämpfern. Ohne sie würden die Wirbel aufeinander scheuern und sich bei jeder Bewegung abnutzen. Daher sind die Bandscheiben für die Beweglichkeit der Wirbelsäule genauso wichtig wie die Wirbel selbst.

Für die Bandscheiben ist regelmäßige Bewegung unverzichtbar: Ihr Stoffwechsel basiert auf dem Wechselspiel von Belastung und Entlastung. Wenn sie durch eine schlechte Haltung täglich stundenlang derselben Belastung ausgesetzt sind, verlieren sie im Laufe der Zeit ihre Elastizität und Regenerationsfähigkeit. Neben einer ausreichenden Nachtruhe sind regelmäßige Lageänderungen tagsüber sehr wichtig für die Bandscheiben – Rücken-Quickies können ihnen deshalb regelrecht einen Energie-Kick verschaffen.

Die Muskeln – unser bewegliches Korsett

Da die Wirbelsäule keine feste Säule ist, sondern aus einzelnen, übereinander angeordneten Wirbeln besteht, ist der Muskel- und Bandapparat unverzichtbar für ihre Stabilität. Die Wirbel sind zwar durch Gelenkfortsätze miteinander verbunden, aber ohne die zusätzliche Unterstützung durch Bänder und Muskeln könnte die Wirbelsäule niemals ihre Aufgaben erfüllen.

Verantwortlich für die Stabilität und Beweglichkeit des Rückens ist vor allem die Rückenmuskulatur, aber sie wird dabei von der Bauchmuskulatur unterstützt und ergänzt. Die Rücken- und Bauchmuskeln sorgen wie ein Korsett für die aufrechte Haltung unseres Rumpfes. Gleichzeitig bieten sie durch ihre Flexibilität jedoch viel Beweglichkeit und erlauben es uns, uns zu strecken, zu beugen und zu drehen. Je besser diese Muskeln trainiert sind, desto weniger werden die Knochen und Bänder durch die verschiedenen Bewegungen belastet – daher ist eine gut ausgebildete Muskulatur der beste Langzeitschutz für Beweglichkeit und Schmerzfreiheit bis ins hohe Alter. Die Rückenmuskeln können dabei jedoch nicht isoliert betrachtet werden: Für eine gesunde Haltung ist das Zusammenspiel *aller* Muskeln von Rücken, Schultern, Nacken, Bauch und Brust entscheidend! Und sogar die großen Gesäß- und Oberschenkelmuskeln tragen ihren Teil dazu bei.

Diese Zusammenhänge sind es auch, die die Muskelquickies zu einem so hervorragenden Trainingskonzept machen: Im Gegensatz zum manchmal recht einseitigen Training mit Hanteln oder anderen Fitness-Geräten werden bei den Rücken-Quickie-Programmen alle wichtigen Muskelgruppen aktiviert und gestärkt. Zusammen mit den Dehn- und Stabilisierungsübungen ergibt sich so ein sehr effektives, aber dennoch sanftes Trainingsprogramm, das mit geringem Aufwand eine große Wirkung erzielt.

Die häufigsten Rückenbeschwerden

Verschleißerscheinungen der Wirbelsäule sind laut Krankenkassen für fast 20 Prozent der Krankschreibungen verantwortlich. Kein anderes Leiden verursacht so viele krankheitsbedingte Arbeitsausfälle. Viel stärker als die Arbeitgeber leiden jedoch die Betroffenen: Ihr Rücken macht ihnen jede Bewegung zur Qual, und ihre Lebensfreude ist stark eingeschränkt.

Rückenschmerzen sind jedoch nicht gleich Rückenschmerzen: Je nach Ursache können sie stechen, drücken oder ziehen, und manchmal strahlen sie bis in weit entfernte Rückenpartien aus. Die meisten Rückenbeschwerden lassen sich in die folgenden Kategorien einordnen.

HALTUNGSBEDINGTE RÜCKENBESCHWERDEN

Eine schlechte Haltung kann vielerlei Ursachen haben: eine angeborene oder erworbene Fehlstellung der Wirbelsäule, schwaches Binde- und Stützgewebe, schlaffe oder verkürzte Muskeln, die Überbelastung eines Körperteils oder einer Körperhälfte und eine dauerhaft schlechte Sitzposition. Nicht zuletzt können Rückenschmerzen oder Verspannungen, die ursprünglich durch eine Verletzung oder eine schlechte Haltung hervorgerufen wurden, zu einer unnatürlichen Schonhaltung führen, die dann wiederum selbst Schmerzen auslöst.

Muskuläre Dysbalance

Das ist die medizinische Bezeichnung für einen wahren Teufelskreis aus schlechter Haltung und Schonhaltung. Darunter leiden vor allem viele Menschen, die lange sitzen. Hinter der muskulären Dysbalance verbirgt sich ein gestörtes Gleichgewicht zwischen verschiedenen Muskelgruppen: Einige Muskeln werden durch ständige Fehlhaltung überfordert und dadurch geschwächt, andere verkürzen sich als Reaktion darauf und verschlimmern die Fehlhaltung.

Am häufigsten zeigt sich die muskuläre Dysbalance in einem krummen Rücken. Wer ständig krumm am Schreibtisch sitzt, belastet seine Rückenmuskeln, die dadurch auf Dauer geschwächt werden. Gleichzeitig verkürzt sich die Bauchmuskulatur. Sobald die Rücken- und Bauchmuskeln ihr Gleichgewicht verloren haben, wird eine aufrechte Haltung noch anstrengender, und man verfällt immer wieder unbewusst in eine Schonhaltung – und sitzt aufs Neue mit krummem Rücken. Die Folgen sind schmerzende Muskeln und quälende Verspannungen. Besserung tritt erst ein, wenn der Teufelskreis aus schlechter Haltung und muskulärem Ungleichgewicht durch gezieltes Training der Rücken- und Bauchmuskeln durchbrochen wird.

KRANKHAFTE VERÄNDERUNGEN DER WIRBELSÄULE

Fehlstellungen der Wirbelsäule, Fehlbildungen der Wirbelkörper und andere krankhafte Veränderungen wie *Skoliose* (seitliche Verbiegung der WS), *Hyperlordose* (Hohlkreuz) oder *Kyphose* (Rundrücken) können ebenso zu Rückenbeschwerden und starken Schmerzen führen wie Arthrose oder Wirbelblockaden. Schwerwiegende Veränderungen erfordern meist die Behandlung durch einen Orthopäden. Dieser sollte entscheiden, in wie weit ein zusätzliches Training mit Rücken-Quickies zu empfehlen ist.

BANDSCHEIBENPROBLEME

Durch übermäßige Belastung, aber auch durch Alterungs- und Abnutzungsprozesse kann der Gallertkern der Bandscheibe den umgebenden Faserring vorwölben oder sogar zum Reißen bringen – so entsteht der gefürchtete Bandscheibenvorfall. Bandscheibenvorfälle treten vor allem im Lendenbereich auf, wo die Bandscheiben den stärksten Belastungen ausgesetzt sind. Neben einem rückenschonenden Verhalten im Alltag schützt vor allem ein starker Rücken.

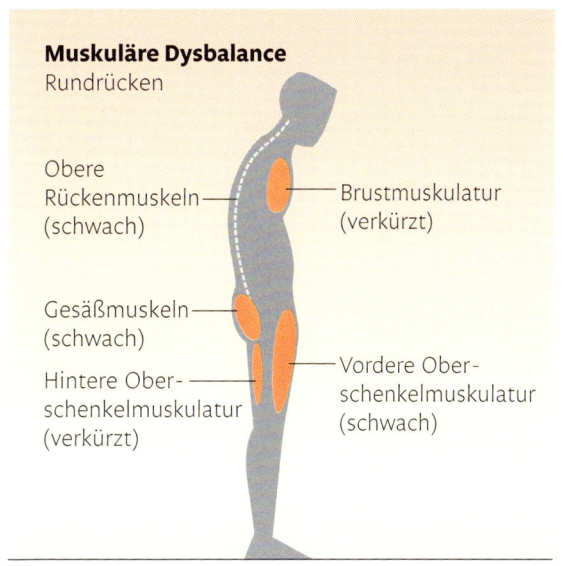

Muskuläre Dysbalance
Rundrücken

Obere Rückenmuskeln (schwach)

Brustmuskulatur (verkürzt)

Gesäßmuskeln (schwach)

Hintere Oberschenkelmuskulatur (verkürzt)

Vordere Oberschenkelmuskulatur (schwach)

Schwache Rückenmuskeln begünstigen zahlreiche Rückenbeschwerden.

UNFALLFOLGEN

Das Schleudertrauma ist eine der häufigsten Verletzungen im Bereich der Wirbelsäule. Bei einem akuten Schleudertrauma darf nur in Absprache mit dem Arzt trainiert werden.
Oft ruft sich ein Schleudertrauma aber auch längere Zeit nach dem Abklingen der akuten Beschwerden noch mit gelegentlichen Verspannungen und Nackenschmerzen in Erinnerung. Durch gezieltes Training können solche Nachwirkungen gelindert werden.

Haltung ist nicht nur Körpersache

Unsere Haltung ist nicht nur eine Sache des Körpers: Auch die Seelenlage eines Menschen lässt sich oft schon an seiner Haltung erkennen. Redensarten wie »Haltung bewahren«, »Rückgrat zeigen«, »etwas auf die leichte Schulter nehmen«, »den Kopf hängen lassen« oder »geknickt sein« drücken deutlich den Zusammenhang zwischen Haltung und Psyche aus.

Im normalen Auf und Ab des Lebens wechseln wir ständig zwischen verschiedenen Haltungen, und bei genügend Ausgleich ist es kein Problem, wenn sich ein seelischer Durchhänger auch einmal in der Haltung ausdrückt oder wir vor Anspannung oder Schreck stocksteif werden. Zum Problem wird die Psychologie des Rückens erst, wenn anhaltende Sorgen, ungelöste psychische Konflikte, starke Überforderung und Belastung oder eine Neigung zu depressiven Verstimmungen über längere Zeit hinweg nicht nur die Stimmung, sondern auch den Rücken in Mitleidenschaft ziehen.

Die Psychologie des Rückens

>> *Wer niedergeschlagen und deprimiert ist, Sorgen hat oder keine Lösung für ein schwerwiegendes Problem finden kann, der zeigt dies früher oder später auch in seiner Haltung: Der Kopf hängt nach unten und der Rücken wird krumm, als hätte man eine schwere Last auf den Schultern zu tragen.*

>> *Wer dagegen entspannt und ausgeglichen ist, wird sich automatisch aufrecht und locker durch den Alltag bewegen.*

>> *In Hochstimmung fühlen wir uns nicht nur großartig, wir richten uns auch automatisch auf und erscheinen unserer Umgebung dadurch gleich ein paar Zentimeter größer als sonst.*

>> *Eine Ausnahme von dieser direkten Entsprechung zwischen Seelenlage und aufrechter Haltung tritt auf, wenn sich jemand bewusst darauf konzentriert, Probleme zu überspielen oder einen starken, selbstbewussten Eindruck auf seine Mitmenschen zu machen: Dann wird die Haltung übertrieben aufrecht, die Brust wird herausgereckt und es kommt schnell zum Hohlkreuz.*

WENN DIE SEELE RÜCKENSCHMERZEN VERURSACHT

Genauso, wie sich körperliche Beschwerden und Schmerzen negativ auf unsere Stimmung und unser seelisches Wohlbefinden auswirken, können umgekehrt auch seelische Probleme mit der Zeit zu körperlichen Beschwerden führen. Die Haupt-

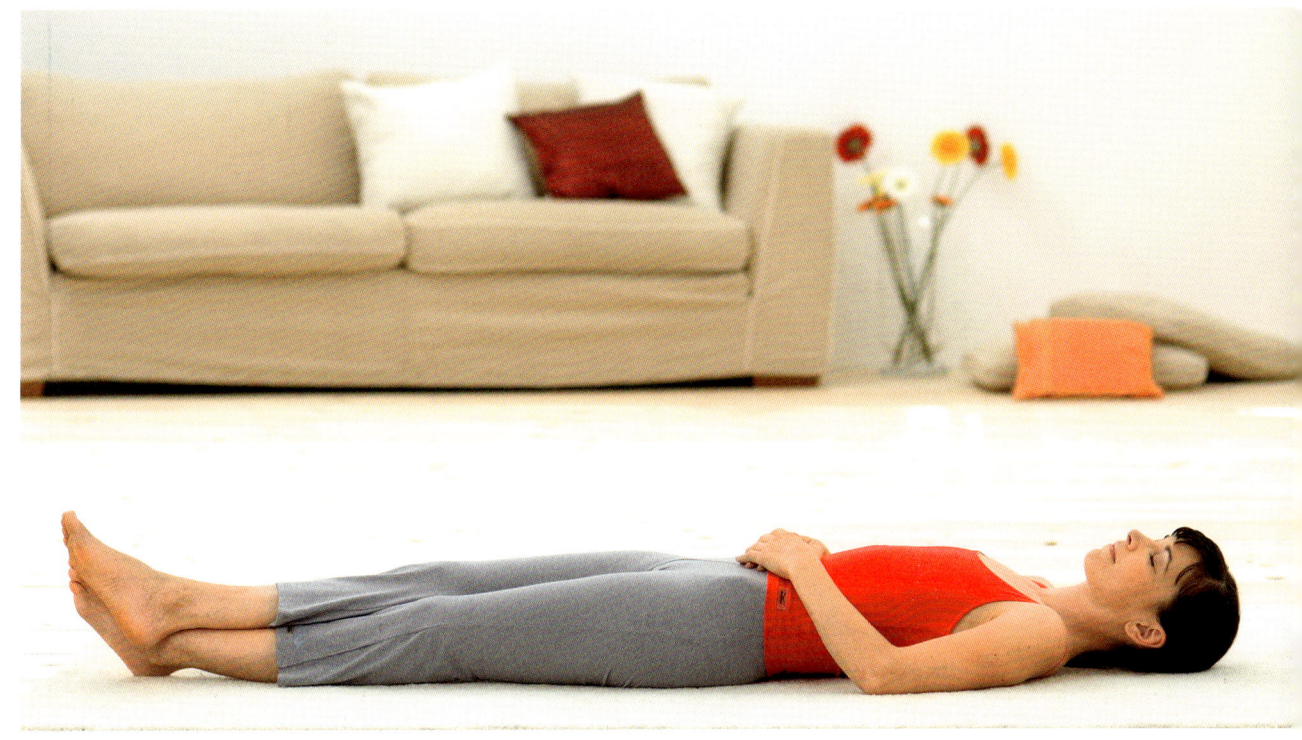

Kleine Entspannungsphasen sind Balsam für Rücken und Seele.

rolle bei diesem Wechselspiel zwischen Körper und Psyche spielt das vegetative Nervensystem, das einen Großteil der unwillkürlich ablaufenden Körperfunktionen steuert. Es reguliert die Atmung, den Stoffwechsel, den Kreislauf, den Hormonhaushalt, das Immunsystem und nicht zuletzt die Muskelspannung.

Das vegetative Nervensystem steuert auch die unwillkürlichen Reaktionen des Körpers auf bestimmte äußere Einflüsse, etwa wenn Freude, Ärger oder Angst den Puls und die Atmung beschleunigen und der Blutdruck steigt. In Stresssituationen bereitet das vegetative Nervensystem den Körper so auf das uralte Reaktionsmuster »Flüchten oder Kämpfen« vor – und dazu gehört auch eine deutlich erhöhte Muskelspannung.

Moderne Stresssituationen lassen sich nur in den seltensten Fällen durch Kämpfen oder Weglaufen lösen, zumindest nicht im direkten, unmittelbaren Sinn. Dadurch hält die seelische Belastung oft über einen längeren Zeitraum unvermindert an – und die ständigen Spannungen in unseren Muskeln führen über kurz oder lang zu unangenehmen Verspannungen.

Psychosomatische Rückenschmerzen treten auch auf, wenn psychische Belastungen über längere Zeit ungelöst bleiben oder nicht offen ausgedrückt werden können. Die Schmerzen sind dann ein Hilferuf der Seele. Einerseits machen sie auf die Probleme deutlich aufmerksam – wenn der Schmerz stark genug ist, kann er auch mit der stärksten Selbstdisziplin nicht mehr verdrängt werden. Andererseits können die Schmerzen der lang ersehnte Grund dafür sein, eine dringend benötigte Erholungspause einzulegen oder endlich die nötigen Grenzen zu setzen. Dies bedeutet aber nicht, dass solche Rückenschmerzen vorgespielt oder übertrieben wären – sie sind echte, behandlungsbedürftige Schmerzen, die den Betroffenen genauso leiden lassen wie die Nackenschmerzen nach einem Schleudertrauma. Und sie verschwinden meistens erst dann, wenn auch für ihre seelische Ursache eine Lösung gefunden wurde.

Körperliches Training ist dennoch der optimale Schutz – und zwar auch vor seelisch bedingten Rückenschmerzen. Die gezielte Bewegung lockert die Muskeln und trägt dazu bei, dass sie sich nach dem Training wieder richtig entspannen können. Dehnübungen verstärken diese Wirkung und helfen bei regelmäßiger Anwendung auch tief liegende Verspannungen zu lösen. Trainierte Muskeln sind bei Weitem nicht so anfällig für Schmerzen und Verspannungen. Außerdem hilft das Training dabei, die stressbedingte Muskelspannung wieder abzubauen. Und durch die Wechselwirkungen zwischen Seele und Körper können ein gesunder, beweglicher Rücken und eine aufrechte Haltung auch die Seele wieder besser aufrichten.

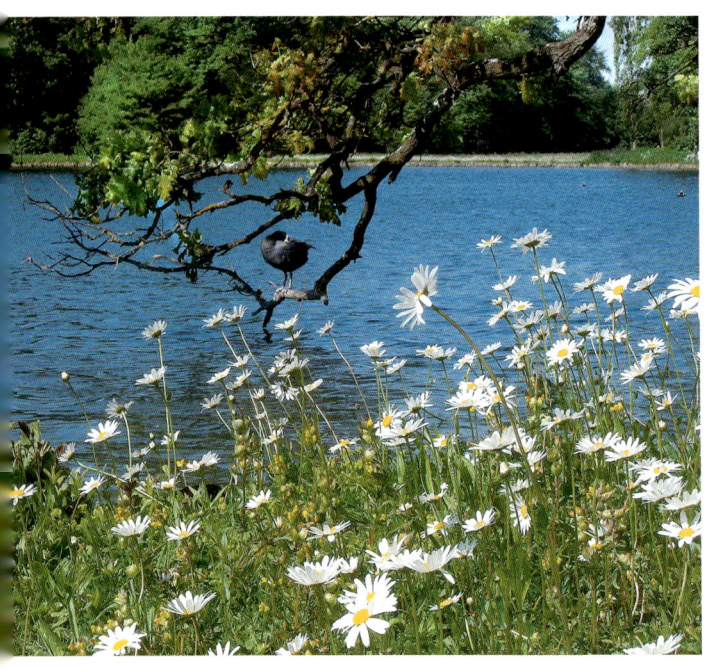

Gut zu wissen: Tipps rund ums Training

Gegenüber herkömmlichen Trainingsmethoden bietet Ihnen die Rücken-Quickie-Strategie viele Vorteile: Sie brauchen weder (viel) Zeit noch Geld – weder Geräte noch eine teure Ausrüstung. Die meisten Übungen lassen sich ohne Weiteres in den Alltag integrieren. Am besten lesen Sie sich die Informationen rund ums Training kurz durch, so können Sie Fehler vermeiden und mit dem Üben beginnen.

WO, WANN UND WIE TRAINIEREN?

Der wohl beste Ort fürs Training sind die eigenen vier Wände. Sie brauchen nur ein paar Quadratmeter Freiraum, etwas frische Luft und ein wenig Ruhe. Doch ganz egal ob zuhause, auf Reisen, im Hotelzimmer oder am Schreibtisch – die Übungen aus dem Praxisteil lassen sich fast überall durchführen.

Gerade wenn Sie zuhause trainieren, können Sie leicht für die nötige Ruhe sorgen. Schalten Sie Störquellen wie das Telefon aus, lüften Sie das Zimmer und nehmen Sie sich einfach die Zeit, die Sie brauchen – ganz gleich, ob es nun 20 oder auch nur fünf Minuten sind.

Das Wichtigste ist aber, dass Sie, wenn auch mäßig, so doch regelmäßig etwas für Ihren Rücken

TIPPS für den richtigen Zeitpunkt

>> *Da Training am Abend prinzipiell aktivierend wirkt, sollten Sie die Rücken-Quickies nicht kurz vor dem Einschlafen ausüben.*

>> *Nach größeren Mahlzeiten sollten Sie mindestens eineinhalb Stunden pausieren, bevor Sie mit den Rücken-Quickies beginnen. Leichte Mahlzeiten wie ein Apfel oder ein kleiner Salat sind hingegen kein Problem.*

>> *Ein paar Rücken-Quickies vor dem Frühstück wären optimal. Als »Morgengymnastik« angewendet, sorgen die Übungen dafür, dass Sie voller Energie in den Tag starten können.*

>> *Auch wenn Sie noch so kurz trainieren – planen Sie Ihre Workouts fest ein. Schreiben Sie die Zeiten genauso wie andere Termine in Ihren Kalender, denn so werden die Übungen am schnellsten zur Gewohnheit und Sie vermeiden, dass Ihnen ständig etwas dazwischenkommt.*

>> *Wenn Sie keine vollständigen Workouts, sondern nur einzelne Übungen durchführen, brauchen Sie sich natürlich nicht an feste Zeiten zu halten. Wann immer Sie spüren, dass Ihnen eine kurze Übung gut tun würde, sollten Sie aktiv werden.*

tun! Optimal wäre es natürlich, wenn Sie sich täglich etwas Zeit für ein kurzes Programm oder zumindest ein oder zwei Rücken-Quickies für zwischendurch reservieren könnten.

Bei der Wahl der richtigen Tageszeit sollten Sie auf Ihren Bauch (und vor allem auf Ihre innere Uhr) hören. Folgen Sie Ihrem individuellen Rhythmus. Es wird Ihnen sicher nicht schwer fallen, regelmäßig einige Minuten für einen gesunden Rücken zu »opfern«. Die folgenden einfachen Regeln helfen Ihnen, die Rücken-Quickies zu einer guten, neuen Gewohnheit zu machen.

Die Ausrüstung

Wenn Sie im Alltag trainieren, benötigen Sie für die Übungen keine Ausrüstung. Nach Möglichkeit sollten Sie sich jedoch regelmäßig etwas Zeit für ein kleines Rückenprogramm nehmen. Dann ist es sinnvoll, auf einige Basics zu achten:

> **Weite und bequeme Kleidung:** Auch wenn Sie auf kostspielige High-Tech-Outfits verzichten können – mit bequemer, atmungsaktiver Bekleidung fällt es leichter, die Übungen korrekt auszuführen. In Jogginghose und T-Shirt können die meisten Bewegungsabläufe besser durchgeführt werden, als in einer engen Jeans. Wenn Sie jedoch im Büro oder unterwegs einige Rücken-Quickies ausführen wollen, sollten Sie Krawatte und Gürtel lockern,

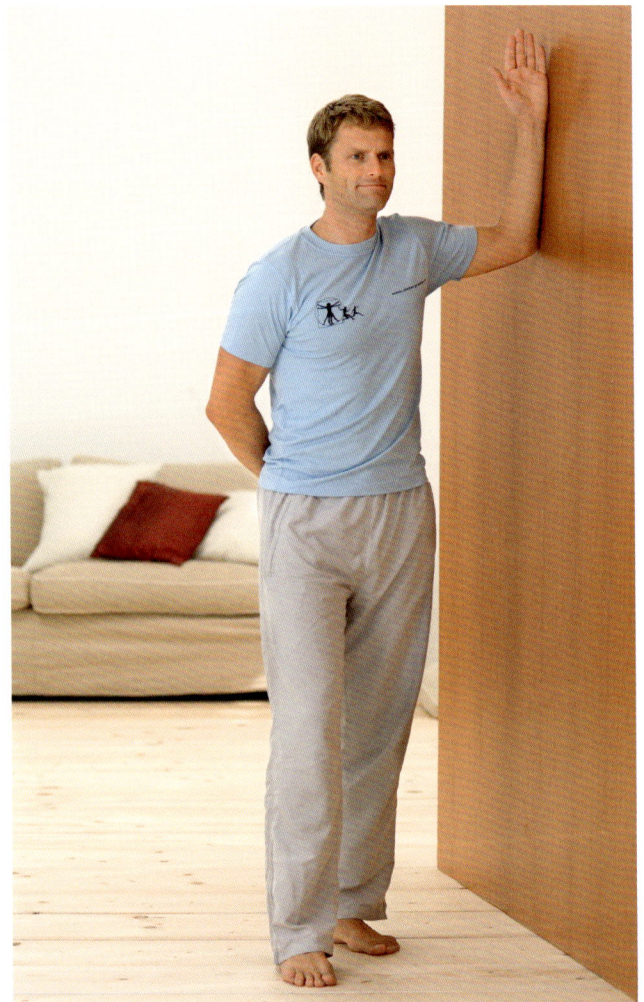

Die Rücken-Quickies lassen sich fast immer und überall einsetzen.

störenden Schmuck ablegen sowie möglichst die Schuhe oder eine enge Jacke ausziehen.

> **Die rückenschonende Unterlage:** Auch wenn es notfalls ein großes Handtuch oder eine zusammengefaltete Decke tut, auf harten Böden wie Parkett

ist eine rutschfeste Gymnastik- oder Yogamatte als Unterlage sehr zu empfehlen. Für einige Übungen empfiehlt es sich zudem, ein Kissen, einen weichen Ball oder einen Luftballon als kleines Hilfsmittel zu benutzen.

Richtig atmen

Durch eine gute Atemtechnik nehmen Sie viel Sauerstoff auf. Ferner können Sie Ihre Atmung aber auch einsetzen, um die Ausführung der Techniken zu verbessern. Denken Sie vor allem daran, nie die Luft anzuhalten! Lassen Sie den Atem immer tief und gleichmäßig fließen. Die folgenden einfachen Atemregeln helfen dabei, die Rücken-Quickies korrekt auszuführen:

> Atmen Sie tief aus, wenn Sie Ihre Muskeln anspannen (beispielsweise beim Heben des Kopfes).
> Atmen Sie ein, wenn Sie die Muskeln wieder entspannen (beispielsweise beim Senken des Kopfes).
> Während Sie die Anspannung in der letzten, statischen Phase der Übung acht Sekunden lang halten, sollten Sie unbedingt bewusst tief weiteratmen. Vorsicht: Die Gefahr, den Atem anzuhalten, ist hier besonders groß.
> Wenn es Ihnen leicht fällt, sollten Sie möglichst durch die Nase atmen. Nur bei sehr anstrengenden Übungen empfiehlt es sich, durch die Nase ein- und durch den Mund auszuatmen.

SO FUNKTIONIERT'S: RÜCKEN-QUICKIES – DIE TECHNIK

Rücken-Quickies werden immer nach demselben Prinzip ausgeführt:

1. Die dynamische Phase – SLOW-MOTION:
Sobald Sie die Ausgangsstellung eingenommen haben, führen Sie vier langsame Wiederholungen nach der Slow-Motion-Methode durch. Nehmen Sie sich dabei sowohl für die Aufwärtsbewegung (Kontraktion) als auch für die Abwärtsbewegung (Streckung) jeweils vier Sekunden Zeit. Eine komplette Wiederholung dauert also acht Sekunden.

BITTE BEACHTEN

>> *Bei jeder Übung sollten Sie sich zuerst die Beschreibung durchlesen. Stellen Sie sich die jeweilige Ausführung genau vor.*
>> *Die Fotos zeigen Ihnen die richtige Technik. Zudem gibt der Kasten »Check Points – bitte beachten« noch einige wichtige Tipps, um häufige Fehler zu vermeiden.*
>> *Die Rücken-Quickies haben unterschiedliche Schwierigkeitsgrade – einige sind sehr intensiv, während andere besonders leicht fallen. Zu jeder Übung ist daher der Schwierigkeitsgrad vermerkt:*
▶ *leichte und sehr leichte Intensität*
▶▶ *mittlere Intensität*
▶▶▶ *hohe bis sehr hohe Intensität*

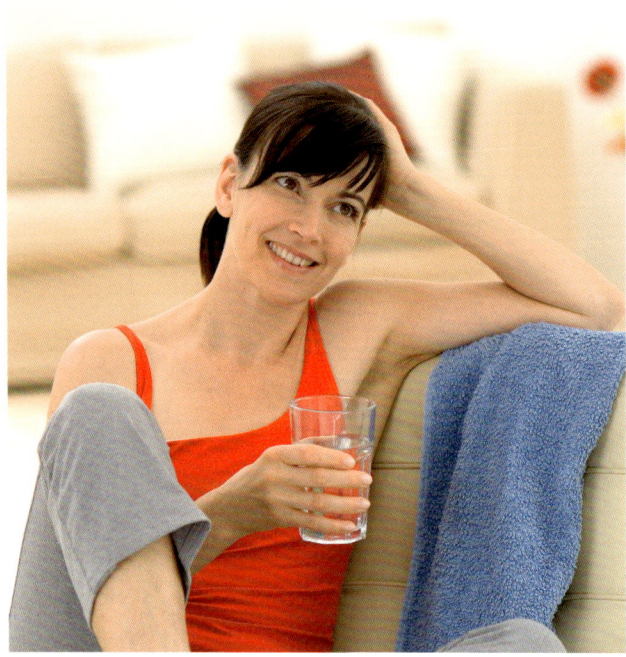

Wer intensiv trainiert, kann sich auch besser entspannen.

2. Die statische Phase – ISOMETRIK:

Nach den vier zeitlupenartigen Wiederholungen spannen Sie die trainierten Muskeln noch einmal kräftig an. Jetzt halten Sie die Spannung acht Sekunden lang – dabei bewegt der Körper sich nicht. Achten Sie unbedingt darauf, tief weiter zu atmen! Wenn Sie vier Wiederholungen zu je acht Sekunden durchführen und die Spannung abschließend noch einmal acht Sekunden halten, üben Sie genau 40 Sekunden (= 40-Sekunden-Formel). Ab einem bestimmten Fitnessgrad kann die Anzahl der Wiederholungen jedoch erhöht werden, während Sie bei Anfängern auch unter vier liegen kann.

VORSICHT: WANN SIE LIEBER NICHT TRAINIEREN SOLLTEN

Auch wenn die Übungen in diesem Buch sorgsam ausgewählt wurden: Bei jeder Form von körperlichem Training gibt es natürlich auch Gegenindikationen und Vorsichtsregeln, die dringend beachtet werden sollten:

> Achten Sie auf die Warnsignale Ihres Körpers! Schmerzen, Schwindel, Unwohlsein oder Atemnot sind klare Zeichen dafür, dass Sie das Training abbrechen sollten.

> Vermeiden Sie jede Übertreibung. Die Übungen dürfen Sie ruhig ein wenig fordern, sollten aber nie in Stress ausarten. Gerade Anfänger tun oft zu viel des Guten.

> Bei schwerwiegenden Herz-Kreislauf-Erkrankungen, Infektionen oder Erkältungen sollten Sie auf das Training verzichten!

> Auch in der letzten Phase der Schwangerschaft ist natürlich Vorsicht geboten – Ihr Arzt weiß am besten, wie lange Sie noch gefahrlos trainieren können und welche Trainingsformen für diese Zeit optimal sind.

> Wenn Sie mit gezielten Übungen einen schwachen Rücken stärken wollen, gilt: Wer massive Probleme im Bereich der Bandscheiben oder Wirbelsäule hat, sollte erst seinen Arzt fragen, bevor er mit dem Training beginnt.

Die Muskel-Quickie-Strategie

Die Muskel-Quickie-Strategie ist Grundlage der Rücken-Quickies. Sie ist vor allem auf Effektivität ausgerichtet. Ihr Kernprinzip lautet, mit möglichst einfachen, kleinen Übungen einen maximalen Erfolg zu erzielen. Die folgenden Punkte sind charakteristisch:

SICH AUF EINEN SATZ BESCHRÄNKEN

Als »Satz« bezeichnet man im Fitness-Training die Folge mehrerer Wiederholungen, die aneinander gehängt und fließend durchgeführt werden. Jede Muskelquickie-Übung sollte nur einmal in Folge ausgeführt werden. Statt nach dem »Mehr-Satz-Prinzip« zu trainieren, führen Sie jede Übungsfolge also nur einmal aus.

DIE 40-SEKUNDEN-FORMEL

Bei den Muskel-Quickies ist es nicht nötig, endlose Wiederholungen auszuführen. Im Gegenteil: Durch die 40-Sekunden-Formel können (und sollen) Sie Ihre Muskeln in kürzester Zeit trainieren. Das klingt vielleicht nicht lange, doch gerade für Anfänger sind selbst diese 40 Sekunden pro Übung oft schon zu viel. Durch die Kombination aus der dynamischen Phase (bei der der Körper bewegt wird) und der isometrischen Phase (bei der die Muskelanspan-

nung statisch gehalten wird) sind die meisten Übungen bei korrekter Ausführung intensiver, als sie auf den ersten Blick scheinen: Gehen Sie es im Zweifelsfall also lieber ruhig an.

RICHTIGE TRAININGSREIZE SETZEN

Unser Rücken wird leider nicht von alleine stark. Nur wer aktiv wird, kann positive Veränderungen bewirken, denn Muskeln wachsen nur am Wider-

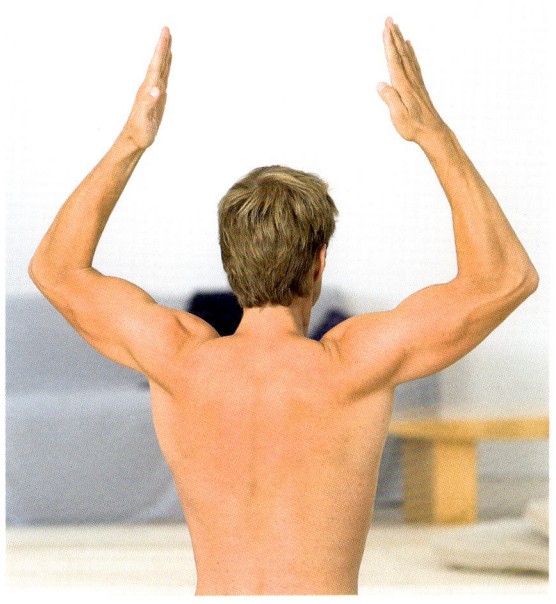

Ein starker Rücken ist kein Zufall.

stand. Muskel-Quickies bieten Ihren Muskeln die nötigen Wachstumsreize, und zwar ganz egal, ob Sie völlig unsportlich oder schon gut trainiert sind. Je fitter Sie sind, desto stärker ist die Muskelspannung, die Sie aufbauen können.

BELASTUNGSINTENSITÄT UND -DAUER

Um bei minimalem Aufwand optimale Erfolge erzielen zu können, müssen Sie intensiv trainieren. »Intensiv« heißt, dass Sie voll bei der Sache sein sollten. Achten Sie bei jeder Übung ganz bewusst darauf, sich sehr langsam und kontrolliert zu bewegen und spannen Sie Ihre Muskeln in der statischen Phase stark an.

Viele Studien zeigen, dass es beim Muskeltraining vor allem auf die Intensität ankommt - und die lässt sich nicht dadurch steigern, dass immer noch mehr Sätze, Wiederholungen und Gewichte eingesetzt werden. Stattdessen wird im Fitnessbereich immer öfter auf Slow-Motion (Zeitlupen-Technik), kürzere Trainingseinheiten und ausreichend lange Pausen gesetzt, um die Muskeln zu entwickeln.

Kurz und wohldosiert trainieren

Regelmäßig zwei- bis dreimal pro Woche zehn Minuten zu trainieren - das schaffen Sie leicht! Und für alle, die Ihrem Rücken noch mehr Gutes tun wollen, gibt es ja die Übungen für zwischendurch.

MUSKEL-QUICKIES: DIE KOMBINATION AUS DYNAMISCHEM, STATISCHEM UND MENTALEM TRAINING

Die Technik, die bei den Muskel-Quickies zum Einsatz kommt, kombiniert bewährte Methoden wie dynamisches und statisches Training miteinander, um in möglichst kurzer Zeit intensive Trainingsreize zu setzen. Dabei sollten Sie die folgenden, einfachen Grundprinzipien kennen und beachten.

Slow-Motion – Bewegungen wie in Zeitlupe

Ganz egal, ob Sie nun Hanteln auf und ab bewegen oder Ihren Oberkörper etwa bei Situps heben und senken: Immer dann, wenn Sie ein Gewicht gegen die Schwerkraft bewegen, kommt es zur dynamisch-konzentrischen Kontraktion. Die Muskeln verkürzen sich dabei. Sobald das Gewicht (oder der Körper) wieder abgesenkt oder zurückgeführt wird, tritt die dynamisch-exzentrische Phase ein – der immer noch angespannte Muskel wird dabei gedehnt.

Bei den Muskel-Quickies entspricht die dynamische Phase also der Bewegungsphase. Und je langsamer die Bewegungen ausgeführt werden, desto intensiver und wirkungsvoller ist das Training. Das können Sie ausprobieren: Wenn Sie beispielsweise Liegestütze sehr schnell durchführen, werden Sie deutlich mehr Wiederholungen schaffen, als wenn Sie die Liegestütze langsam und zeitlupenartig machen.

Slow-Motion – also das Training im Zeitlupen-Tempo, ist eine klassische und sehr effektive Trainingsmethode, da sie schon in kurzer Zeit deutliche Erfolge zeigt:

> Sportwissenschaftler haben entdeckt, dass beim Zeitlupen-Training bis zu 100 Prozent mehr Muskelfasern aktiviert werden als beim üblichen Krafttraining.

> Durch die sehr langsamen Bewegungen ist eine korrekte Ausführung sichergestellt.

> Die langsame Bewegungsgeschwindigkeit führt dazu, dass der trainierte Muskel in jeder Gelenkstellung optimal belastet wird, wodurch maximale Wachstumsreize ausgelöst werden.

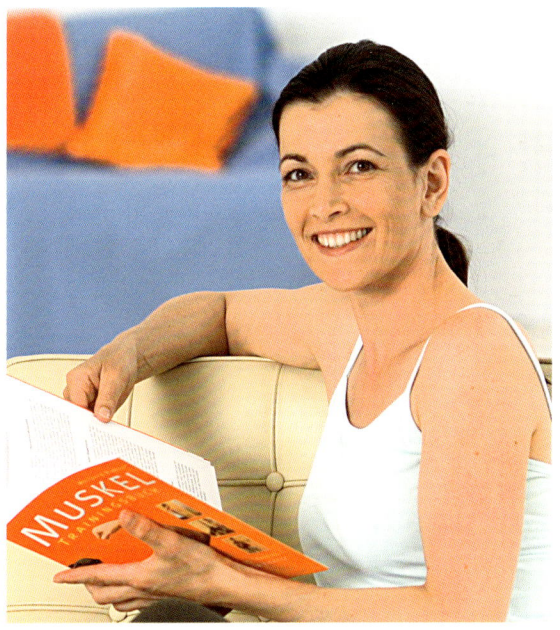

Das Geheimnis der Rücken-Quickies – trainieren Sie mit Köpfchen.

ISOMETRIK – Training ohne Bewegung

Alle Muskel-Quickies enden mit einer isometrischen Phase. Dabei wird die Anspannung in den Muskeln gehalten, die statische Arbeit leisten müssen. Auch das können Sie leicht ausprobieren: Ballen Sie die linke Faust möglichst fest und fassen Sie mit der rechten Hand um den linken Unterarm – Sie können die Muskelanspannung im Unterarm deutlich spüren.

Studien zeigen, dass isometrische Übungen im Fitnessbereich vor allem bei Anfängern zu schnellen Erfolgen führen. Doch ein rein isometrisches Training hat auch seine Grenzen. Langfristig gesehen ist es daher günstiger, sowohl statische als auch dynamische Methoden miteinander zu kombinieren, wie es bei den Muskel-Quickies der Fall ist. Nach der Bewegungsphase sorgt die statische Phase dafür, dass die Muskulatur noch zusätzlich angeregt wird – auf diese Weise wird Ihr Rückentraining besonders intensiv und somit auch besonders wirksam.

Mentale Kräfte mobilisieren

Gerade beim Thema Rücken ist das harmonische Zusammenspiel zwischen Körper, Seele und Geist wichtig. Verbissenes Training führt selten zum Erfolg. Daher sollten Sie beim Üben auch an den wichtigsten »Muskel« denken, den Sie haben: Ihren Geist! Setzen Sie Ihre mentalen Kräfte frei – nicht nur wenn Sie komplette Workouts, sondern auch wenn Sie einzelne Übungen durchführen. Dabei sollten Sie einige kleine Regeln beachten:

> Rückenübungen sollen Spaß machen. Auch wenn Sie Ihre Muskeln bei einigen Techniken kräftig anspannen. Die Rücken-Quickies dienen ja nicht dazu, Rekorde zu brechen, sondern helfen dabei, einen gesunden, harmonischen Rücken (und Körper) zu entwickeln. Nehmen Sie sich nur ein kleines Pensum vor und trainieren Sie regelmäßig. Es geht schließlich nicht darum, Stress aufzubauen, sondern ganz im Gegenteil: Stress soll abgebaut und Verspannungen gelöst werden.

> Bei jeder Art von Sport gilt: Die Motivation ist alles! Nur wenn Sie wissen, wie wichtig es für Ihre Haltung, Ihr Wohlbefinden und Ihr Aussehen ist, regelmäßig zu trainieren, werden Sie auch dauerhaft durchhalten. Stellen Sie sich vor, wie frei und dynamisch Sie sich mit einem starken und zugleich beweglichen Rücken fühlen werden und wie Sie dann alle Anforderungen des Alltags spielend leicht bewältigen können, wenn Ihr Körper gut »funktioniert«.

> Üben Sie nicht mechanisch, sondern mit Köpfchen: Führen Sie alle Bewegungsabläufe kontrolliert, fließend und präzise durch. Damit die Muskeln (und nicht etwa die Gelenke) optimal gefordert werden, sollten Sie keine ruckartigen, schnellen Bewegungen machen. Achten Sie auf eine korrekte Übungsausführung. Nur wenn Sie mental voll bei der Sache sind, werden Sie wirklich Spaß am Training haben.

Apropos Spaß: Die nötige Lockerheit ist beim Sport Gold wert – und das gilt natürlich erst recht für Rückenübungen. In sportwissenschaftlichen Tests hat sich herausgestellt, dass der Cholesterinspiegel bei Menschen, die locker und mit Freude Sport trieben, deutlich sank. Zum Erstaunen der Versuchsleiter war dies bei besonders ehrgeizigen Sportlern, die verbissen trainierten, nicht der Fall.

STRETCHING – DIE PERFEKTE ERGÄNZUNG

Beweglichkeit ist ein wichtiger Aspekt für einen gesunden Rücken. Wenn wir nichts dagegen unternehmen, nimmt die Beweglichkeit unseres Körpers mit zunehmendem Alter immer weiter ab. Regelmäßiges Stretching dagegen erhält ihn dehnbar und geschmeidig. Stretching regt die Durchblutung der Muskeln an, wirkt Verschleißerscheinungen und Muskelverkürzungen entgegen und beschleunigt die Erholungsphase nach dem Training.

Die Dehn- und Stabilisierungsübungen wurden daher bewusst mit in dieses Buch aufgenommen – sie bieten die perfekte Ergänzung zu den übrigen, Muskel stärkenden Übungen.

Starke Rückenmuskeln sind die wichtigste Grundlage für einen gesunden, schmerzfreien Rücken – doch eine kräftige Muskulatur hilft nicht, wenn die Gegenmuskeln verkürzt sind. Der Rücken muss beweglich sein, und seine Muskeln müssen harmonisch mit der übrigen Muskulatur zusammenarbeiten, damit Sie sich rundum fit fühlen können.

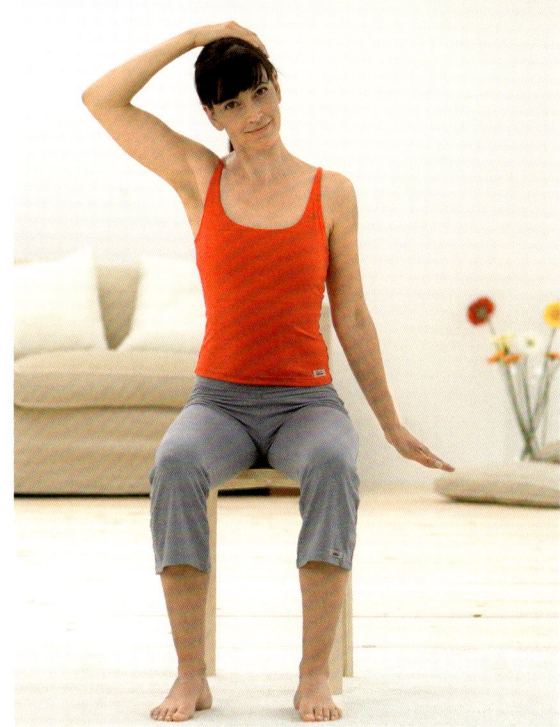

Dehnübungen lösen Verspannungen und halten den Rücken jung und flexibel.

Die richtige Technik

Die Dehnübungen werden ähnlich ausgeführt wie die kräftigenden Übungen – der wichtigste Unterschied: Der jeweilige Muskel wird nicht willentlich angespannt, sondern *passiv gedehnt*!

> Richten Sie Ihre Aufmerksamkeit auf den Körperbereich, den Sie dehnen, und führen Sie die Übung einfühlsam und bewusst durch.

> Gehen Sie sanft vor und verbinden Sie das Dehnen mit dem Atmen. Achten Sie vor allem darauf, durch die Nase ein- und durch den Mund auszuatmen. So unterstützen Sie die Wirkung der Übungen und bauen nebenbei körperliche und seelische Spannungen ab.

> Gehen Sie langsam und vorsichtig in die Dehnung, während Sie ausatmen. Respektieren Sie Ihre natürliche Dehngrenze – etwas ziehen darf es, aber keinesfalls wehtun!

> Lösen Sie die Dehnung sanft und fließend, und machen Sie danach eine kurze Pause.

> Bei den Dehnübungen führen Sie oft nur minimale Bewegungen aus. Achten Sie trotzdem darauf, Ihre Bewegung und Ihre Atmung aufeinander abzustimmen: Beim Ausatmen verstärken Sie die Dehnung, beim Einatmen lösen Sie sie leicht.

Los gehts!

Los gehts!

Die besten

Rücken-Quickies

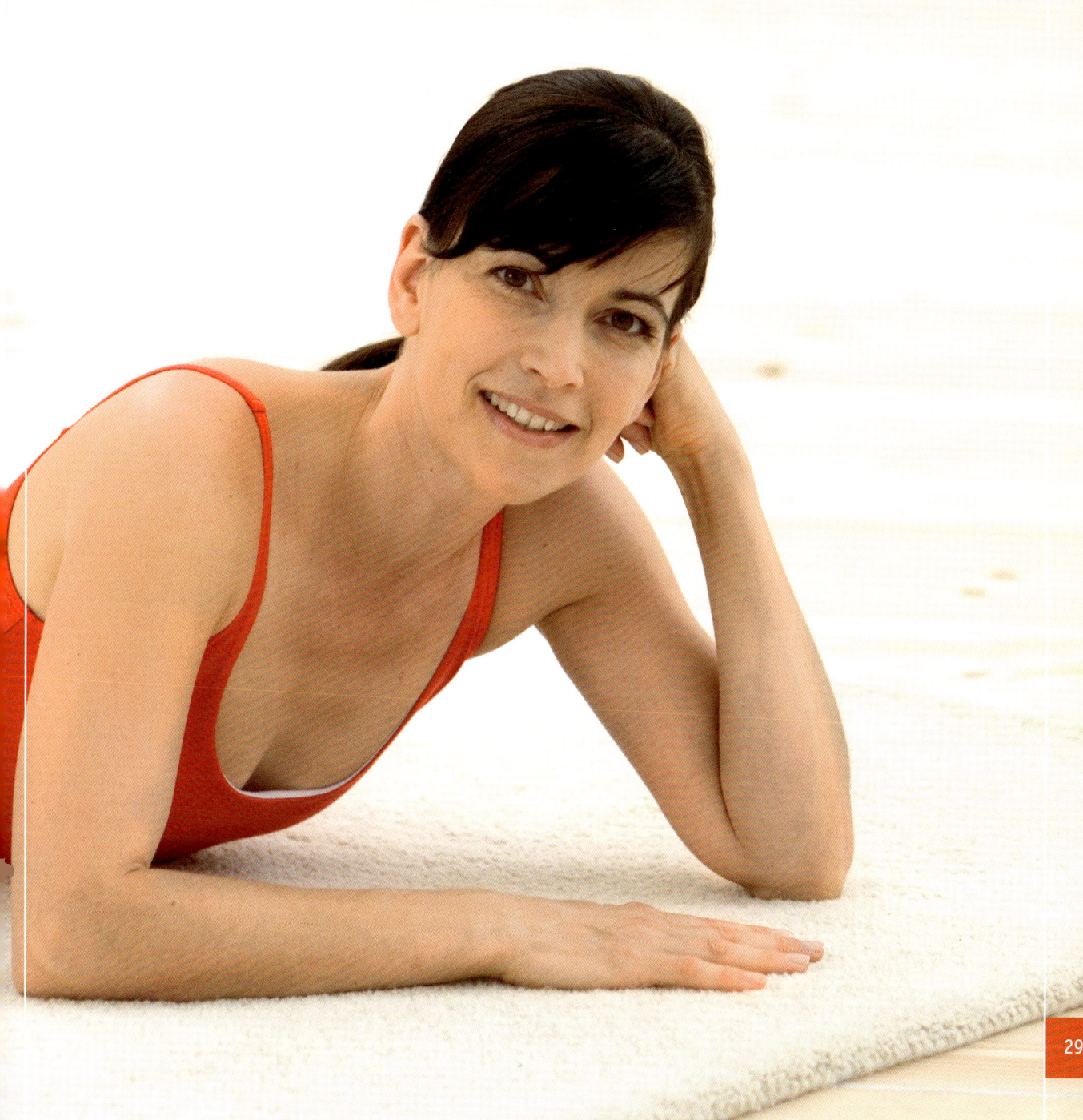

Nacken & Schultern 1: BUTTERFLY

AUSGANGSSTELLUNG

> Diese Übung wird im Sitzen durchgeführt. Die Füße stehen leicht geöffnet auf dem Boden, Ober- und Unterschenkel bilden einen 90°-Winkel. Legen Sie Ihre Hände mit verschränkten Fingern an den Hinterkopf.

> Ziehen Sie die Ellbogen leicht nach hinten, und schieben Sie die Brust etwas nach vorn, um die Wirbelsäule aufzurichten. Spannen Sie die Rücken- muskeln an, indem Sie die Schulterblätter leicht nach unten und zur Wirbelsäule hin ziehen.

1. DYNAMISCHE PHASE

> Um in die Endstellung zu kommen, atmen Sie aus und neigen dabei den Rumpf aus der Hüfte heraus nach vorn. Ziehen Sie die Ellbogen bewusst weiter zum Rücken.

> Einatmend führen Sie den Rumpf zurück, bis er wieder in der Senkrechten ist. Die Ellbogen ziehen weiter leicht in Richtung Rücken.

2. STATISCHE PHASE

> Bei der letzten Wiederholung bleiben Sie in der Endstellung und halten die Spannung in der Rücken- und Nackenmuskulatur noch einmal acht Sekunden an. Atmen Sie dabei tief durch.

3. RELAX-PHASE

> Richten Sie sich jetzt wieder auf, lassen Sie die Arme neben dem Körper sinken, und lösen Sie die Spannung.

> Legen Sie sich kurz auf den Rücken, um zu ent- spannen und der Wirkung der Übung nachzuspüren.

Check Points – bitte beachten

>> *Kopf und Rumpf bilden eine Achse, auch wenn Sie sich nach vorn neigen. Blicken Sie einfach geradeaus: in der Ausgangsstellung nach vorn, in der Endstellung vor sich auf den Boden.*

>> *Führen Sie die Übung kontrolliert durch. Die Bewegung des Rumpfes sollte nur über die Hüftgelenke erfolgen, der Rücken bleibt völlig gerade.*

>> *Achten Sie darauf, dass Sie weder ins Hohl- kreuz gehen noch den oberen Rücken rund machen!*

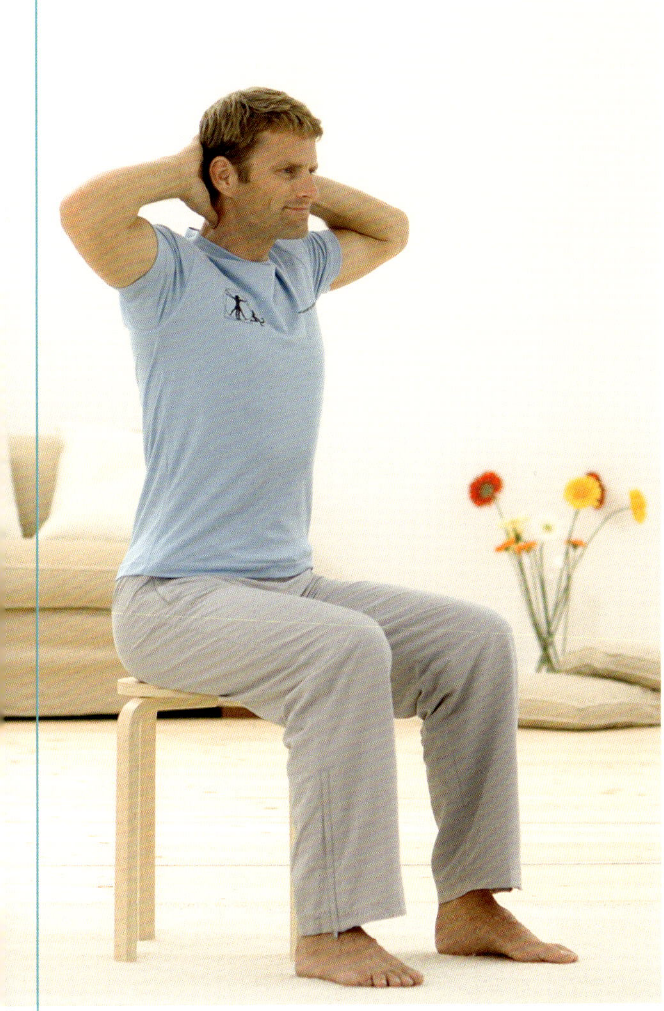

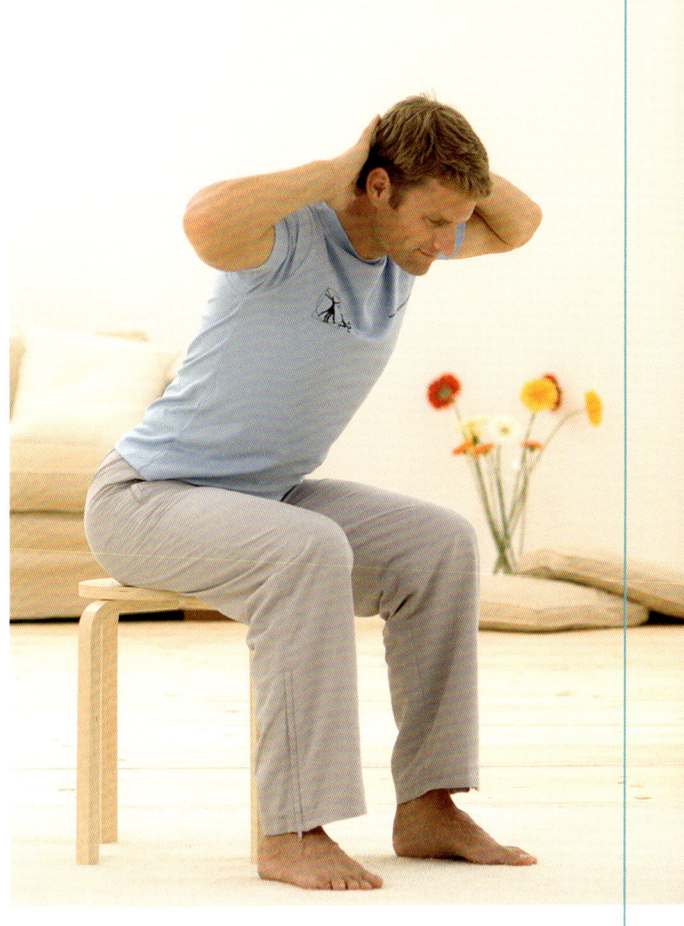

Nacken & Schultern 2: HEAD LIFT

AUSGANGSSTELLUNG

> Bei dieser Übung starten Sie in der Rückenlage. Ihre Beine sind angewinkelt und leicht geöffnet, die Füße aufgestellt. Der Rücken ist entspannt. Die Arme liegen locker ausgestreckt neben dem Körper, die Handflächen weisen nach oben.

> Atmen Sie aus, und heben Sie den Kopf wenige Zentimeter vom Boden ab. Der Blick ist zur Zimmerdecke gerichtet, die Nase zeigt gerade nach oben.

1. DYNAMISCHE PHASE

> Um in die Endstellung zu kommen, neigen Sie den Kopf leicht nach vorn, indem Sie das Kinn zur Brust ziehen. Der Blick richtet sich dabei auf die Knie, die Schultern bleiben auf dem Boden liegen.

> Einatmend führen Sie den Kopf zurück, bis der Blick wieder zur Zimmerdecke gerichtet ist. Senken Sie den Kopf bis knapp über den Boden, ohne ihn abzulegen.

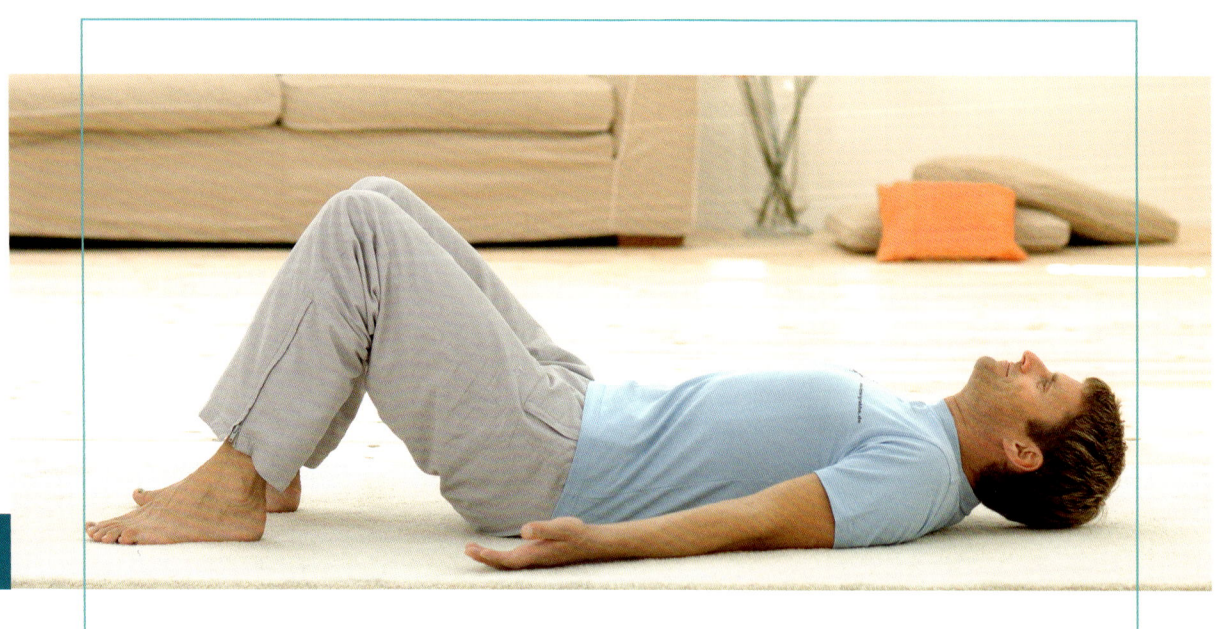

2. STATISCHE PHASE

> Bei der letzten Wiederholung bleiben Sie in der Endstellung und halten die Spannung noch einmal acht Sekunden an. Halten Sie den Atem während dieser statischen Phase nicht an, sondern lassen Sie ihn frei weiterströmen.

3. RELAX-PHASE

> Lassen Sie Ihren Kopf abschließend wieder auf den Boden sinken, und lösen Sie die Spannung. Rollen Sie Ihren Kopf leicht hin und her.

Check Points – bitte beachten

>> Achten Sie darauf, nicht die Schultern hochzuziehen, und üben Sie mit den Armen keinen Druck gegen den Boden aus. Die Bewegung sollte allein von der Halsmuskulatur durchgeführt werden.

>> Führen Sie die Übung kontrolliert durch, und vermeiden Sie ruckartige Bewegungen.

>> Spannen Sie die Bauchmuskeln leicht an, um nicht ins Hohlkreuz zu kommen. Ziehen Sie den Nabel nach innen.

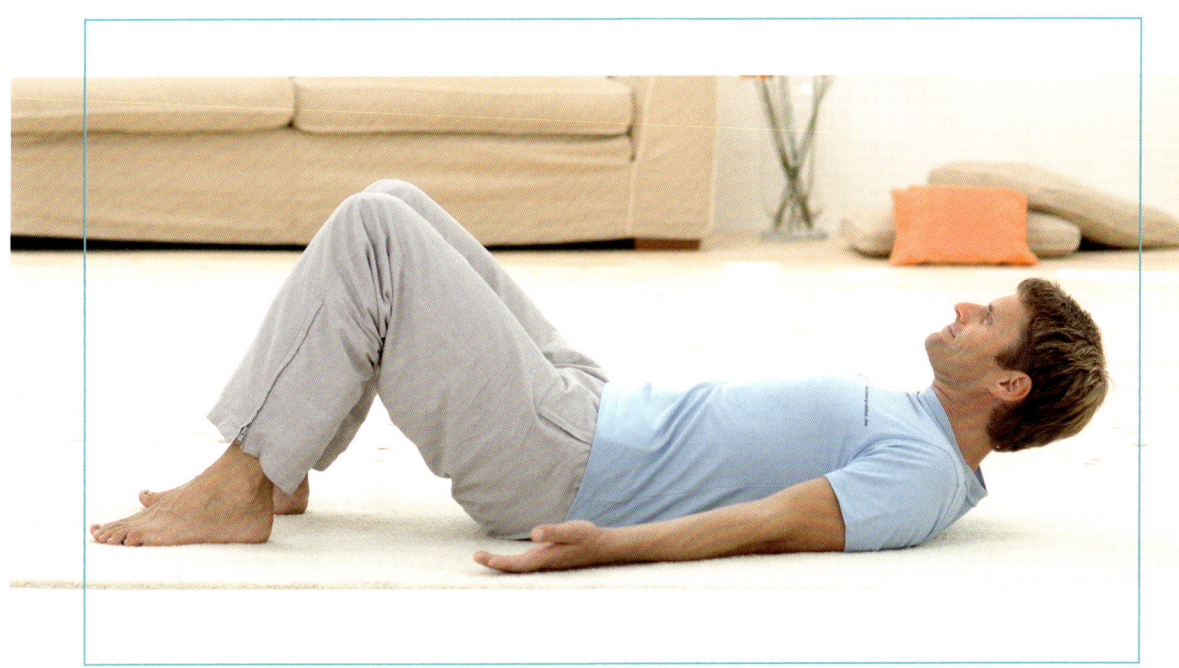

Nacken & Schultern 3: SHOULDER DROP

AUSGANGSSTELLUNG

> Sie beginnen diese Übung auf dem Rücken liegend. Die Füße sind aufgestellt, die Beine etwas angewinkelt. Der gesamte Rücken berührt den Boden, auch der untere Rücken. Spannen Sie die Bauch- und Pomuskulatur an und ziehen Sie den Nabel leicht nach innen und oben.

> Heben Sie beide Arme senkrecht nach oben. Die Arme sind gestreckt, und die Handflächen weisen zueinander. Auch die Fingerspitzen zeigen gerade nach oben.

1. DYNAMISCHE PHASE

> Um in die Endstellung zu kommen, heben Sie den linken Arm, als wollten Sie sich mit den Fingern bis zur Decke strecken. Dabei hebt sich auch die linke Schulter ein Stück vom Boden.

> Einatmend lassen Sie die Schulter wieder auf den Boden sinken. Der Arm bleibt weiter in der Senkrechten nach oben gestreckt.

2. STATISCHE PHASE

> Bei letzten Wiederholung bleiben Sie nochmals acht Sekunden in der Endstellung. Halten Sie den Atem während dieser statischen Phase nicht an, sondern atmen Sie weiter tief ein und aus.

3. RELAX-PHASE

> Senken Sie Ihre Schulter abschließend wieder auf den Boden und legen Sie Ihre Arme entspannt neben dem Körper ab. Lassen Sie auch die Beine auf den Boden gleiten und entspannen Sie sich kurz, bevor Sie die Übung mit der rechten Seite wiederholen.

Check Points – bitte beachten

>> *Achten Sie während der Übung darauf, dass Ihre Arme wirklich senkrecht nach oben gestreckt bleiben, und ziehen Sie die Schultern während der Übung nicht zum Kopf.*

>> *Führen Sie die Übung nur aus den Schultern heraus durch. Kopf und Rücken bleiben stets auf dem Boden liegen.*

>> *Halten Sie während der gesamten Übung die Grundspannung in Bauch und Po. Achten Sie darauf, nicht ins Hohlkreuz zu fallen.*

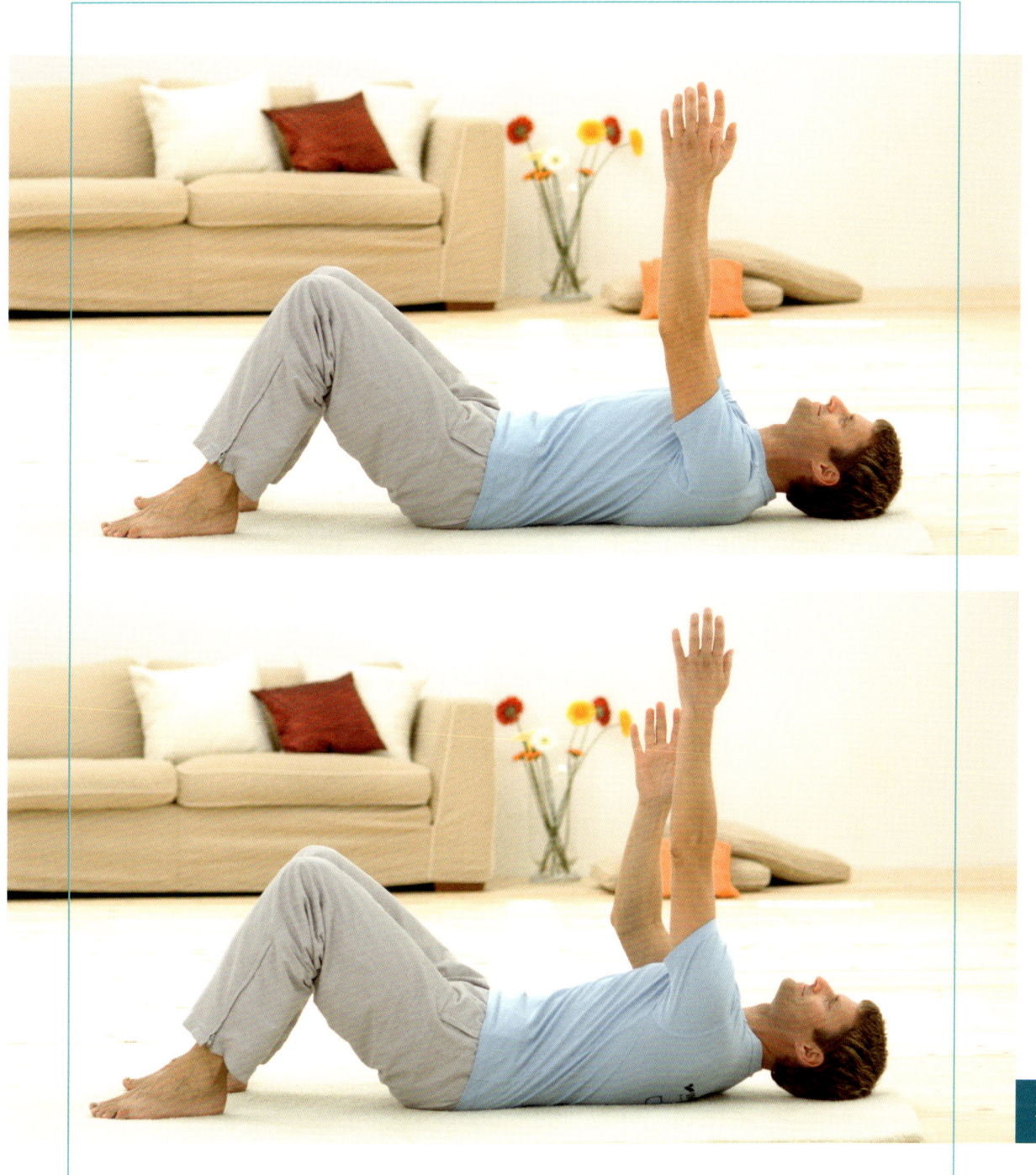

Nacken & Schultern 4: NECK ROLL I

▶▶

AUSGANGSSTELLUNG

> Sie beginnen diese Übung, indem Sie sich in die Bauchlage begeben. Die Beine und Füße sind ausgestreckt und geschlossen. Ihre Hände sind oberhalb der Schultern aufgesetzt, und die Stirn berührt den Boden. Spannen Sie leicht die Bauch- und Pomuskeln an.

> Atmen Sie aus, und heben Sie Kopf und Oberkörper ein Stück vom Boden ab. Die Unterarme bleiben auf dem Boden liegen. Die Kraft kommt vor allem aus dem Rücken und dem Bauch, die Arme werden so wenig wie möglich eingesetzt. Die Ellbogen liegen senkrecht unter den Schultergelenken.

1. DYNAMISCHE PHASE

> Drehen Sie beim Ausatmen langsam den Kopf nach rechts – so weit, wie es für Sie angenehm ist.
> Einatmend drehen Sie den Kopf zur Mitte zurück, ohne jedoch Oberkörper und Kopf auf dem Boden abzulegen.

2. STATISCHE PHASE

> Bei der letzten Wiederholung bleiben Sie noch einmal acht Sekunden in der Endstellung und halten die Spannung in der Rücken-, Bauch- und Nackenmuskulatur. Atmen Sie in dieser statischen Haltung weiter tief durch und halten Sie keinesfalls den Atem an.

3. RELAX-PHASE

> Drehen Sie den Kopf zurück zur Mitte, und lassen Sie langsam Kopf und Oberkörper zum Boden sinken. Rollen Sie sich kurz auf den Rücken, um sich zu entspannen. Dann legen Sie sich wieder auf den Bauch und wiederholen die Kopfdrehungen zur anderen Seite.

Check Points – bitte beachten

>> *Legen Sie den Kopf nicht in den Nacken, sondern ziehen Sie das Kinn tendenziell eher leicht nach unten. Der Blick ist dabei geradeaus gerichtet.*
>> *Drücken Sie die Beine während der Übung fest zusammen, und halten Sie die Spannung in den Bauch- und Pomuskeln. Nicht ins Hohlkreuz gehen!*
>> *Achten Sie darauf, den Oberkörper wirklich mit der Kraft Ihrer Rückenmuskeln aufzurichten und sich so wenig wie möglich auf die Arme aufzustützen.*

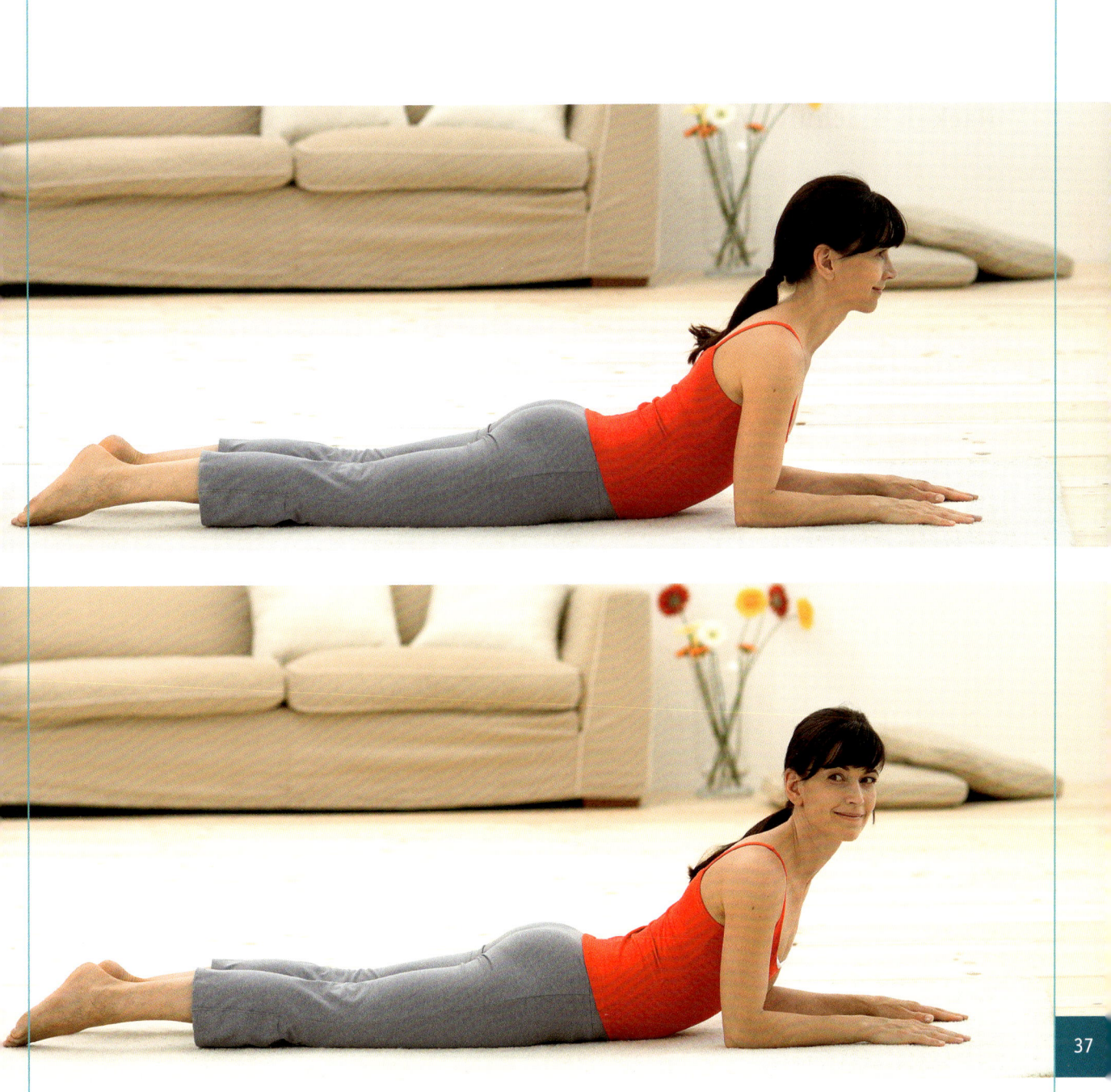

37

Nacken & Schultern 5: HANDS UP

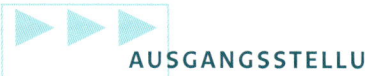

AUSGANGSSTELLUNG

> Diese Übung wird im Sitzen durchgeführt. Die Füße stehen schulterbreit auseinander. Ober- und Unterschenkel bilden einen 90°-Winkel. Spannen Sie die Bauchmuskeln leicht an, und richten Sie die Wirbelsäule auf. Rücken und Kopf bilden eine gerade Linie.

> Ziehen Sie die Schulterblätter zur Wirbelsäule. Heben Sie beide Arme so an, dass Unter- und Oberarme jeweils einen Winkel von 90° bilden. Die Hände sind flach ausgestreckt und die Handflächen weisen zueinander.

1. DYNAMISCHE PHASE

> Um in die Endstellung zu kommen, atmen Sie aus und heben die Arme weiter nach oben, bis die Oberarme auf Kopfhöhe sind. Ziehen Sie die Schulterblätter nach unten, und spannen Sie die Schulter- und Armmuskeln so an, als würden Sie zwischen Ihren Händen ein Gummiband dehnen.

> Einatmend lösen Sie die Spannung in den Schultern und Armen und senken die Arme etwas, bis sie wieder in der 90°-Stellung sind.

2. STATISCHE PHASE

> Bei der letzten Wiederholung bleiben Sie in der Endstellung und halten die Spannung in den Schultern und Armen noch einmal acht Sekunden an. Halten Sie den Atem während dieser statischen Phase aber nicht an, sondern lassen Sie ihn weiter fließen.

3. RELAX-PHASE

> Lösen Sie die Spannung in Armen, Schultern und Rücken und lassen Sie die Arme neben dem Körper herabsinken.

> Schütteln Sie die Arme kurz aus, und entspannen Sie Ihre Schultern.

Check Points – bitte beachten

>> *Ziehen Sie während der gesamten Übung die Schulterblätter zur Wirbelsäule, besonders in der Endstellung – dort ziehen Sie sie gleichzeitig nach unten und zur Wirbelsäule.*

>> *Die sichtbare Bewegung der Arme muss nicht groß sein. Spannen Sie die Muskeln trotzdem kräftig an, als würde jemand gegen die Arme drücken.*

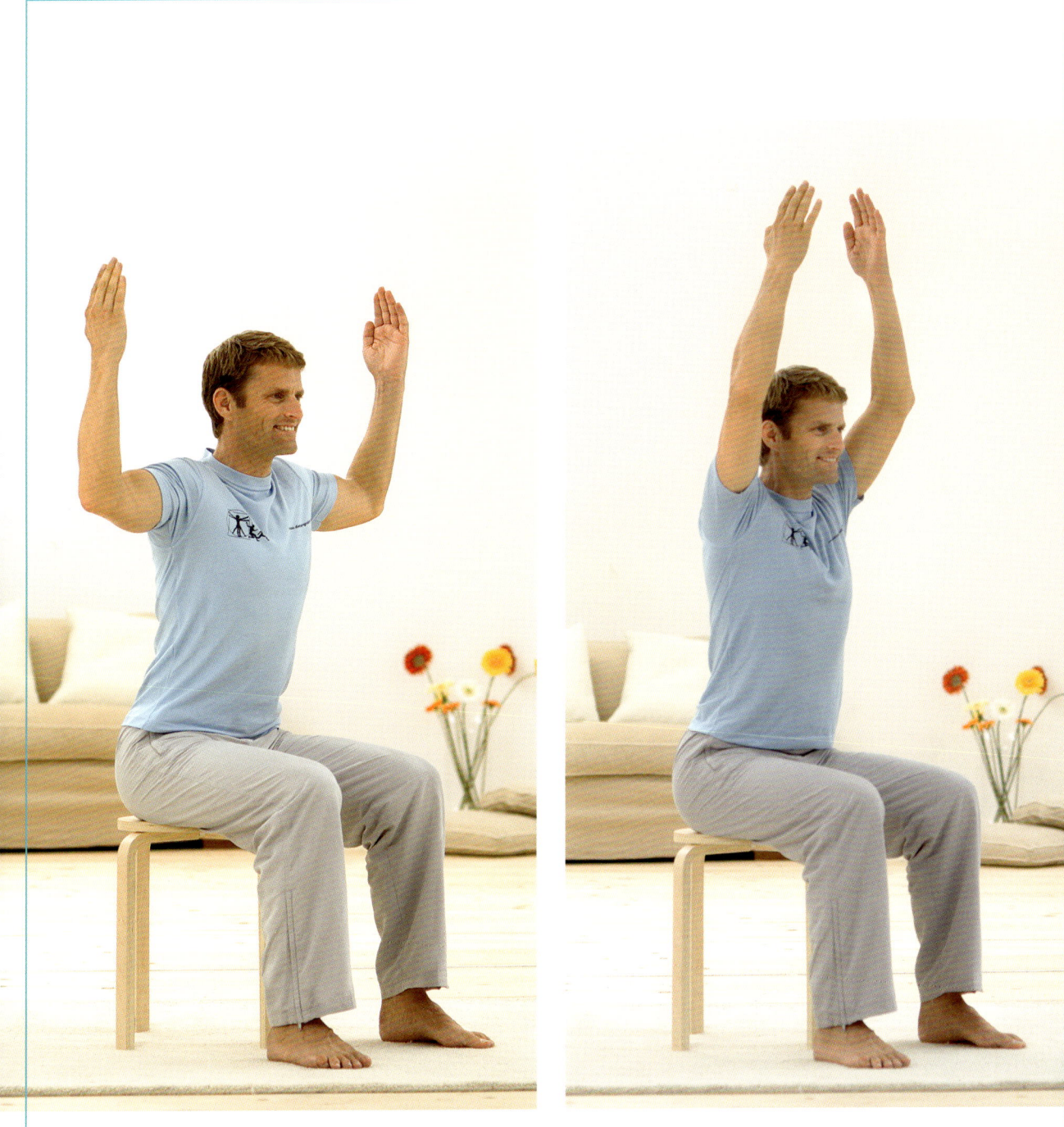

Rücken 1: FLYING FISH

AUSGANGSSTELLUNG

> Sie beginnen diese Übung in der Bauchlage.
Die Beine sind dabei gestreckt und ein Stück weit
geöffnet, die Zehen sind aufgestellt. Der Winkel
zwischen Ober- und Unterarm beträgt jeweils etwa
90°. Die Unterarme liegen parallel zum Körper. Die
Hände berühren mit den Handkanten den Boden,
so dass die Handflächen zueinander zeigen. Oberarme und Schultern liegen auf einer Linie.
> Atmen Sie aus, spannen Sie die Rückenmuskeln
an und heben Sie Kopf, Oberkörper und Arme
wenige Zentimeter vom Boden ab.

1. DYNAMISCHE PHASE

> Um in die Endstellung zu kommen, führen Sie die
Arme beim Ausatmen in gerader Linie nach vorn.
Die Handflächen weisen dabei stets zueinander.
> Einatmend führen Sie die Arme zurück, bis die
Oberarme und Schultern wieder auf einer Linie
liegen.

2. STATISCHE PHASE

> Bei der letzten Wiederholung bleiben Sie in
der Endstellung und halten die Spannung in der
Rückenmuskulatur noch einmal acht Sekunden

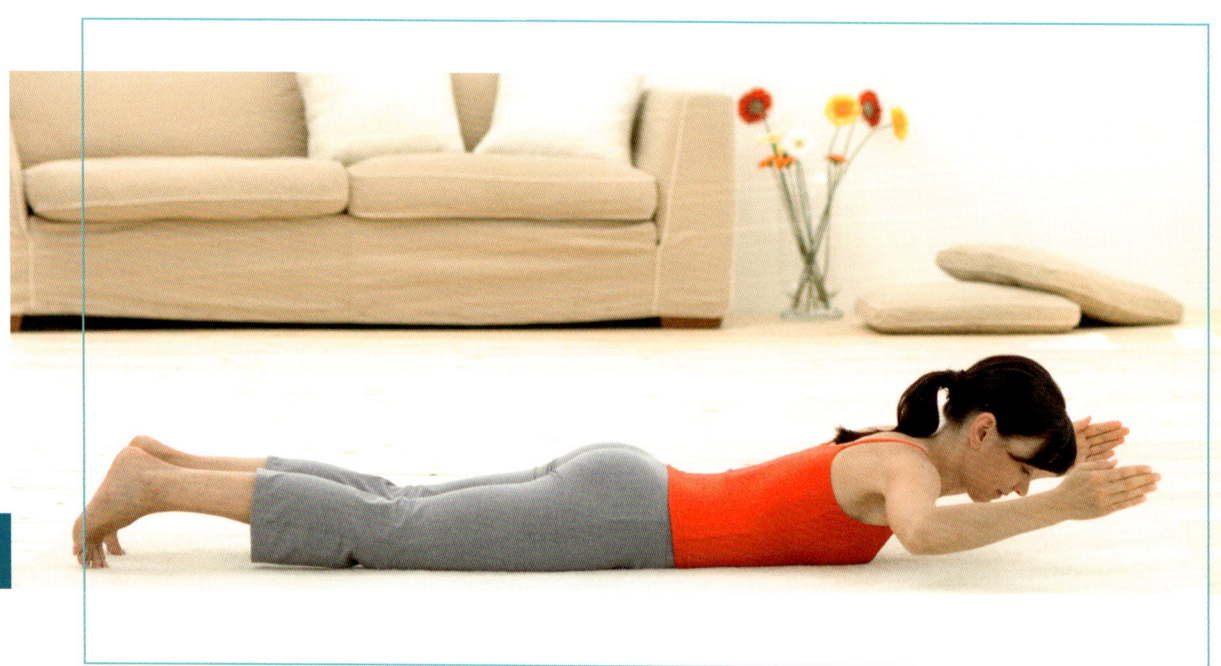

an. Halten Sie den Atem während dieser statischen Phase nicht an, sondern lassen Sie ihn frei fließen.

3. RELAX-PHASE

> Lassen Sie Ihren Kopf abschließend auf den Boden sinken, und entspannen Sie Nacken und Rücken. Lösen Sie dann die Haltung und rollen Sie sich kurz auf den Rücken, um sich zu entspannen.

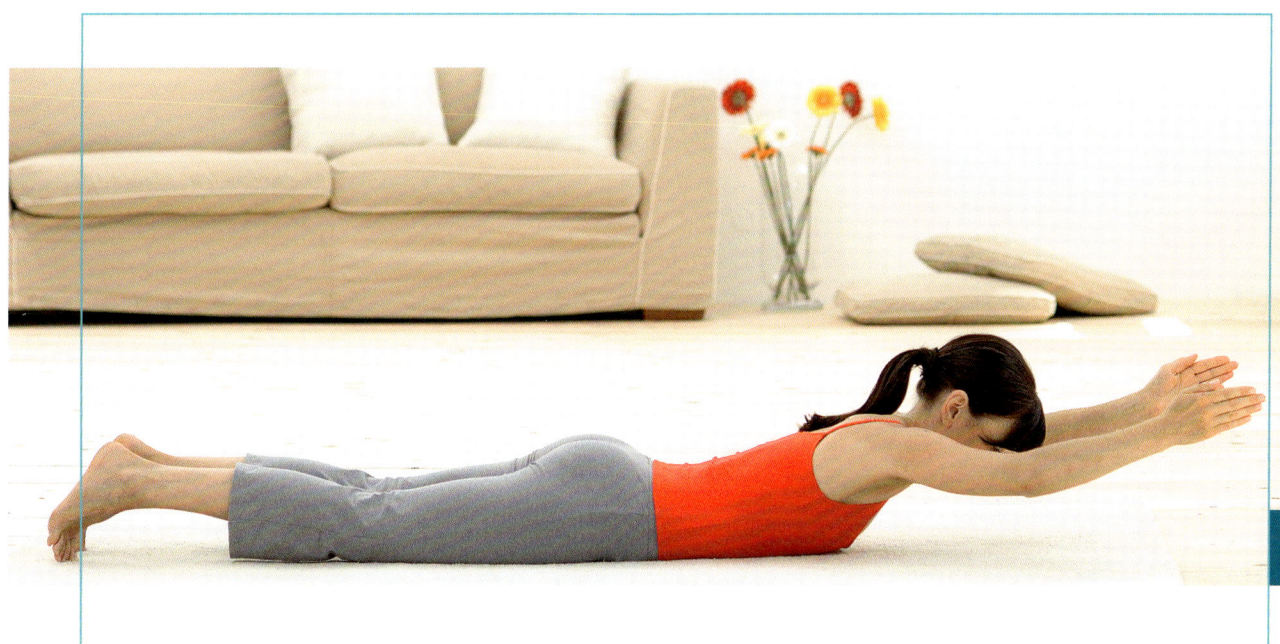

Rücken 2: SCORPION VARIATION

▶▶ ▶

AUSGANGSSTELLUNG

> Beginnen Sie diese Übung, indem Sie sich in die Bauchlage begeben. Ihre Beine sind gestreckt und ein wenig geöffnet. Ihre Arme strecken Sie nach vorn und legen sie mit den Handflächen nach unten auf den Boden. Die Stirn berührt ebenfalls den Boden.
> Spannen Sie Bauch und Po ein wenig an und strecken Sie den Nacken.

1. DYNAMISCHE PHASE

> Atmen Sie aus, spannen Sie die Rückenmuskeln an und heben Sie gleichzeitig den Kopf, den linken Arm und das rechte Bein ein Stück vom Boden ab. Strecken Sie sich in der Diagonale: von den Zehenspitzen des rechten Beines bis zu den Fingerspitzen des linken Armes. Der Daumen des ausgestreckten Arms zeigt nach oben.
> Einatmend senken Sie Arm und Bein wieder, bis sie knapp über dem Boden ankommen.

2. STATISCHE PHASE

> Am Ende der Übung bleiben Sie in der Endstellung und halten die Spannung in der Rückenmuskulatur noch einmal acht Sekunden an. Atmen Sie

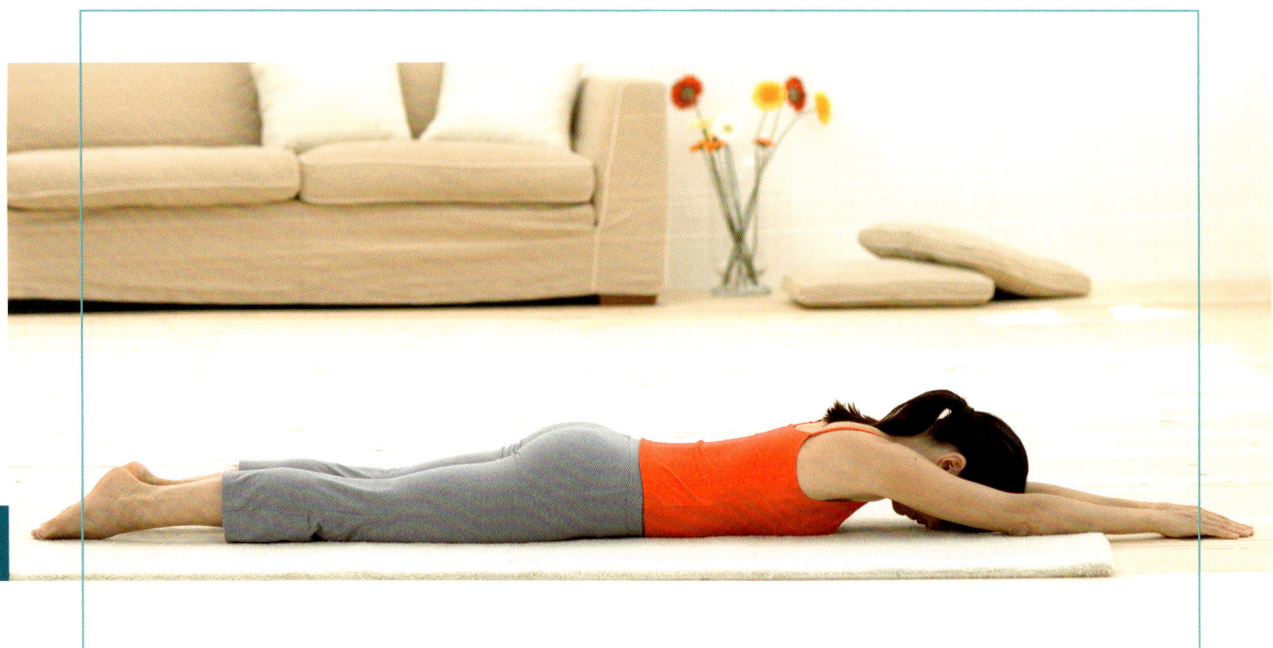

in dieser statischen Haltung tief weiter und halten Sie den Atem keinesfalls an.

3. RELAX-PHASE

> Lassen Sie Kopf, Arm und Bein abschließend wieder auf den Boden sinken und rollen Sie sich kurz auf den Rücken, um sich zu entspannen, bevor Sie die Übung mit dem rechten Arm und linken Bein wiederholen.

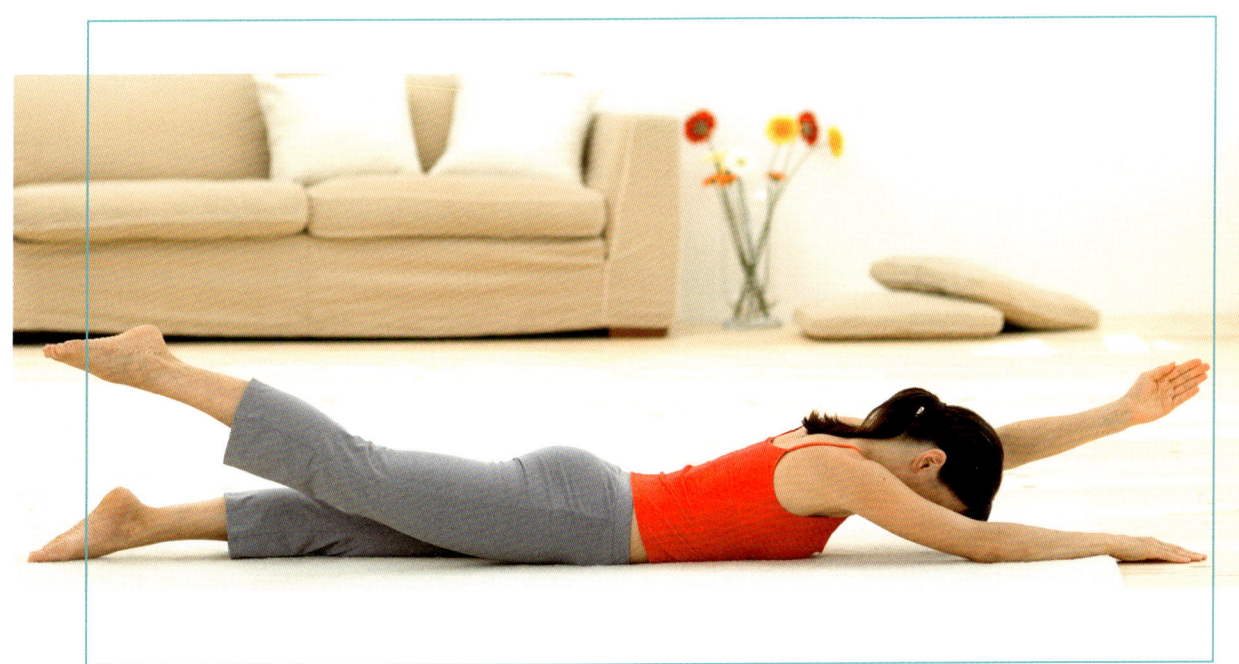

Rücken 3: KICK UP

▶ ▶ ▶

AUSGANGSSTELLUNG

> Sie beginnen diese Übung im Vierfüßlerstand.
Dabei berühren die Zehen, Knie, Ellbogen, Unterarme und Hände den Boden. Arme und Beine sind
etwa schulterbreit geöffnet und die Unterarme werden parallel nach vorn gestreckt. Die Hände sind
locker zur Faust geballt und liegen mit der Außen-
kante auf dem Boden.

> Atmen Sie aus und strecken Sie die Beine nach-
einander nach hinten. Stellen Sie sie mit den Zehen
auf, als würden Sie Liegestütze machen. Kopf,
Rücken und Beine bilden im Idealfall eine gerade
Linie.

1. DYNAMISCHE PHASE

> Um in die Endstellung zu kommen, atmen Sie
aus und heben das linke Bein gestreckt ein kurzes
Stück vom Boden ab. Fuß und Zehen bleiben dabei
angewinkelt.

> Einatmend senken Sie das Bein wieder, bis es
knapp über dem Boden ist, ohne ihn jedoch zu
berühren.

2. STATISCHE PHASE

> Am Ende der letzten Wiederholung bleiben Sie
in der Endstellung und halten die Spannung in der
Rücken-, Po- und Beinmuskulatur noch einmal acht

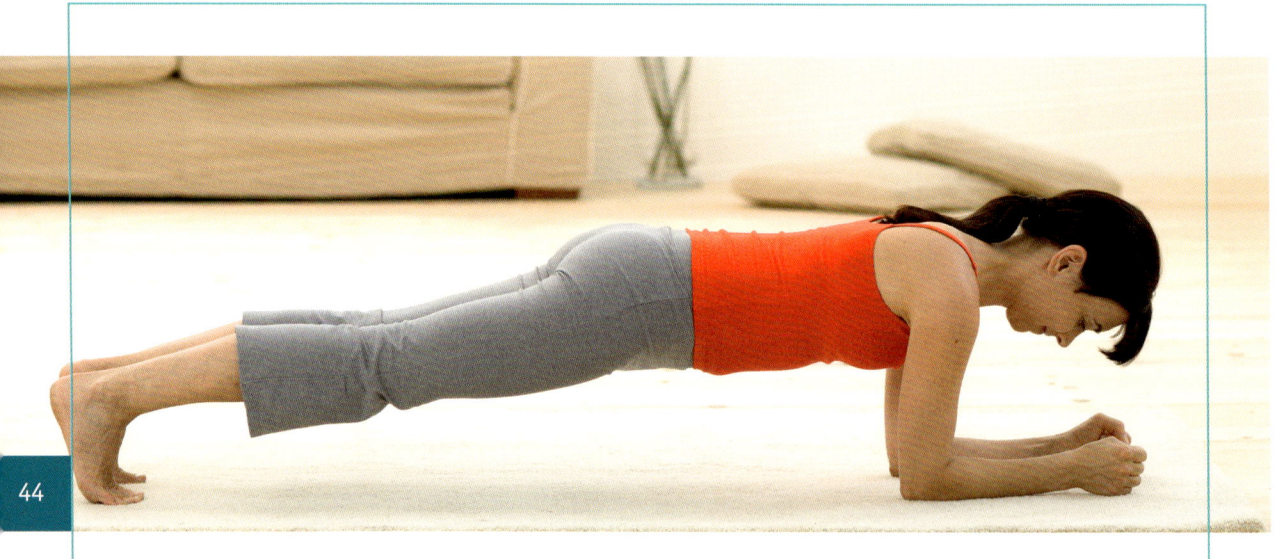

Sekunden an. Halten Sie den Atem während dieser statischen Phase aber nicht an, sondern atmen Sie tief weiter.

3. RELAX-PHASE

> Kehren Sie abschließend in den Vierfüßlerstand zurück. Lösen Sie die Haltung und legen Sie sich kurz auf den Rücken, um sich zu entspannen.
> Wiederholen Sie die Übung mit dem rechten Bein.

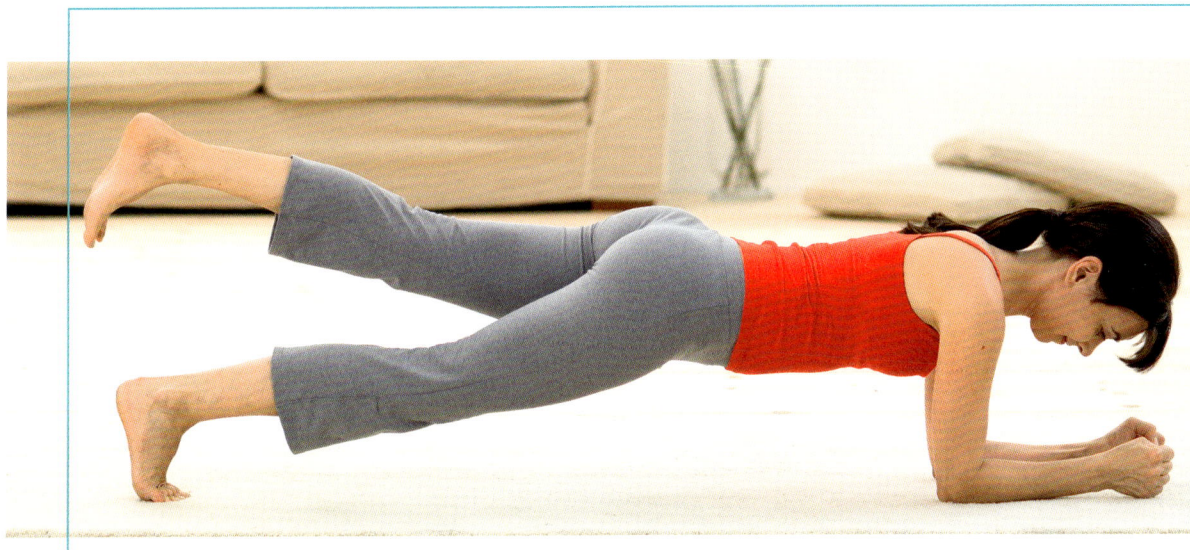

Rücken 4: SNAKE VARIATION

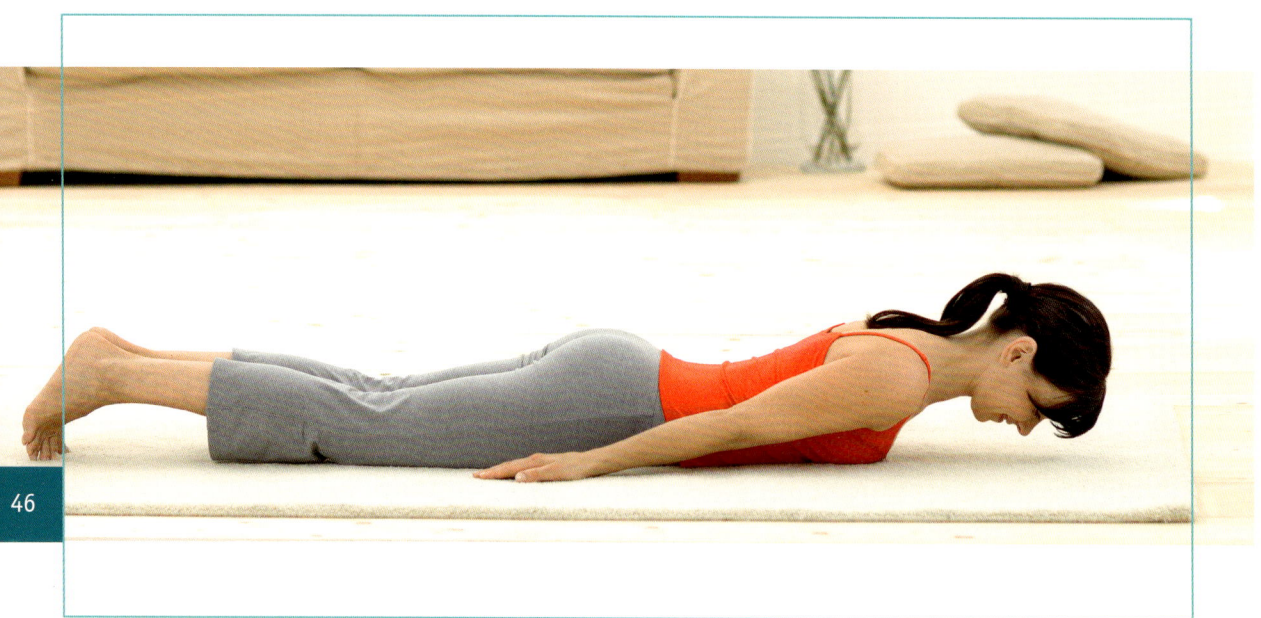

AUSGANGSSTELLUNG

> Sie führen die Übung in der Bauchlage aus. Die Beine sind geschlossen und gestreckt. Die Zehen sind aufgestellt. Spannen Sie die Bauch- und Pomuskulatur kräftig an.

> Der Kopf wird leicht angehoben, der Blick ist auf den Boden gerichtet. Die Arme sind neben dem Körper ausgestreckt, die Handflächen weisen nach unten und liegen neben dem Po.

1. DYNAMISCHE PHASE

> Um in die Endstellung zu kommen, atmen Sie aus und heben die gestreckten Arme ein Stück vom Boden ab. Dabei heben Sie auch den Kopf noch weiter vom Boden ab und ziehen mit den Armen leicht in Richtung der Füße.

> Einatmend senken Sie den Kopf und die Arme wieder etwas, bis die Handflächen und die Nasenspitze knapp über dem Boden sind, ihn jedoch nicht berühren.

2. STATISCHE PHASE

> Am Ende der letzten Wiederholung bleiben Sie in der Endstellung und halten die Spannung in Schultern und Rücken noch einmal acht Sekunden an. Halten Sie den Atem während dieser statischen

Phase aber keinesfalls an, sondern atmen Sie dabei tief weiter.

3. RELAX-PHASE

> Lassen Sie abschließend Kopf und Arme wieder auf den Boden sinken.

> Rollen Sie sich langsam auf den Rücken, schütteln Sie die Arme aus und entspannen Sie sich. Spüren Sie dabei bewusst der Wirkung der Übung auf Ihren Rücken nach.

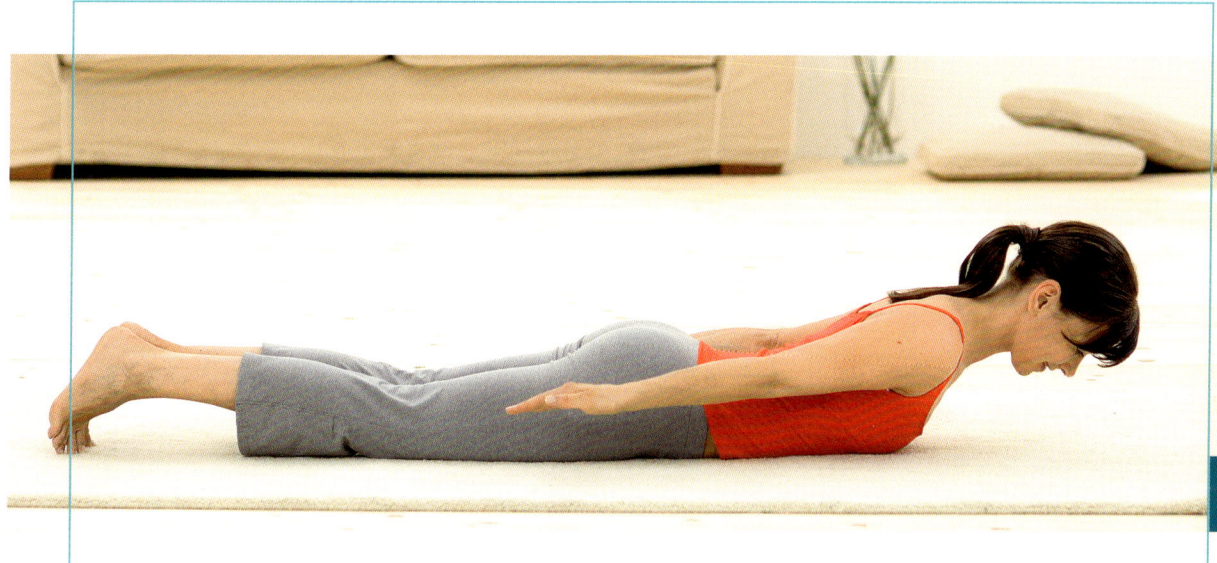

Dehnung & Stabilisierung 1: CROCODILE TWIST

AUSGANGSSTELLUNG

> Die Übung beginnt in der Rückenlage. Ihre Beine sind geschlossen, die Knie sind angewinkelt und die Füße aufgestellt. Die Arme liegen auf dem Boden, die Hände sind dabei im Nacken verschränkt.
> Atmen Sie aus, spannen Sie die Bauch- und Pomuskulatur leicht an und ziehen Sie das Kinn etwas an, so dass Ihr gesamter Rücken den Boden berührt.

1. DYNAMISCHE PHASE

> Um in die Endstellung zu kommen, senken Sie beim Ausatmen Ihre geschlossenen Knie langsam zur linken Seite, bis sie den Boden berühren. Die Schultern und Arme bleiben fest auf dem Boden liegen, das Becken, die unteren Abschnitte der Wirbelsäule und die Füße kippen mit den Beinen zur Seite.
> Einatmend führen Sie die Knie langsam wieder zurück zur Ausgangsstellung.

2. STATISCHE PHASE

> Bei der letzten Wiederholung bleiben Sie noch einmal acht Sekunden in der Endstellung. Atmen Sie während dieser statischen Phase weiter tief durch und halten Sie den Atem keinesfalls an.

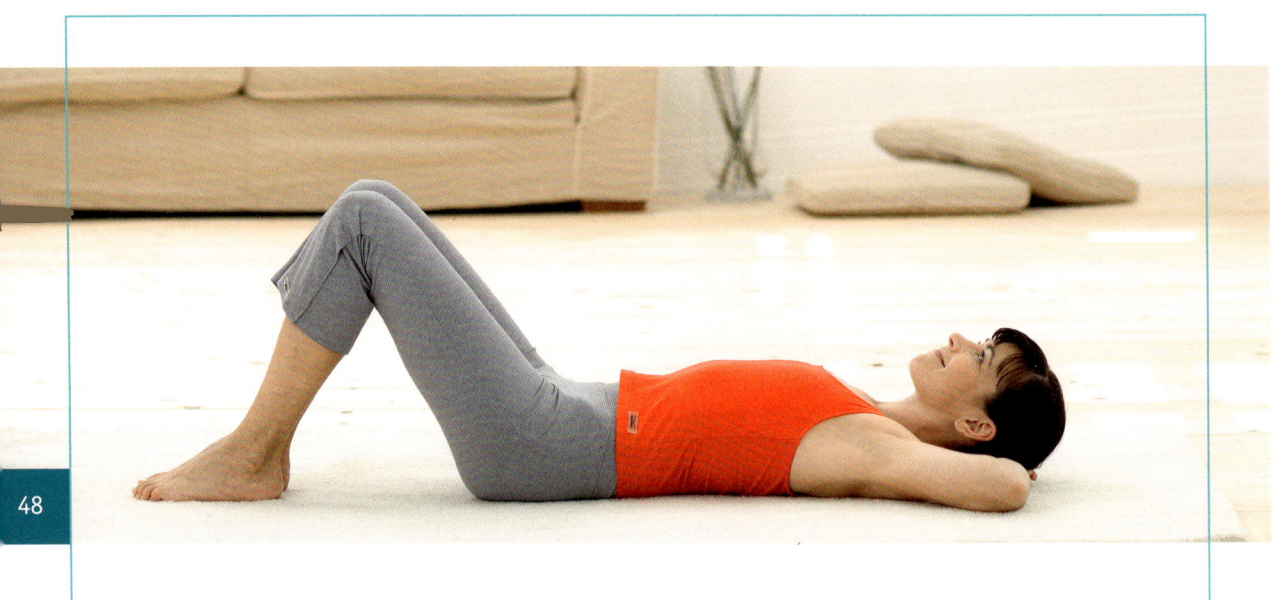

3. RELAX-PHASE

> Kommen Sie abschließend wieder in die entspannte Rückenlage, und lassen Sie Ihre Beine zum Boden gleiten. Rollen Sie einige Male seitlich hin und her, und spüren Sie der Dehnung im unteren Rücken nach.

> Entspannen Sie sich kurz, bevor Sie die Übung zur anderen Seite wiederholen.

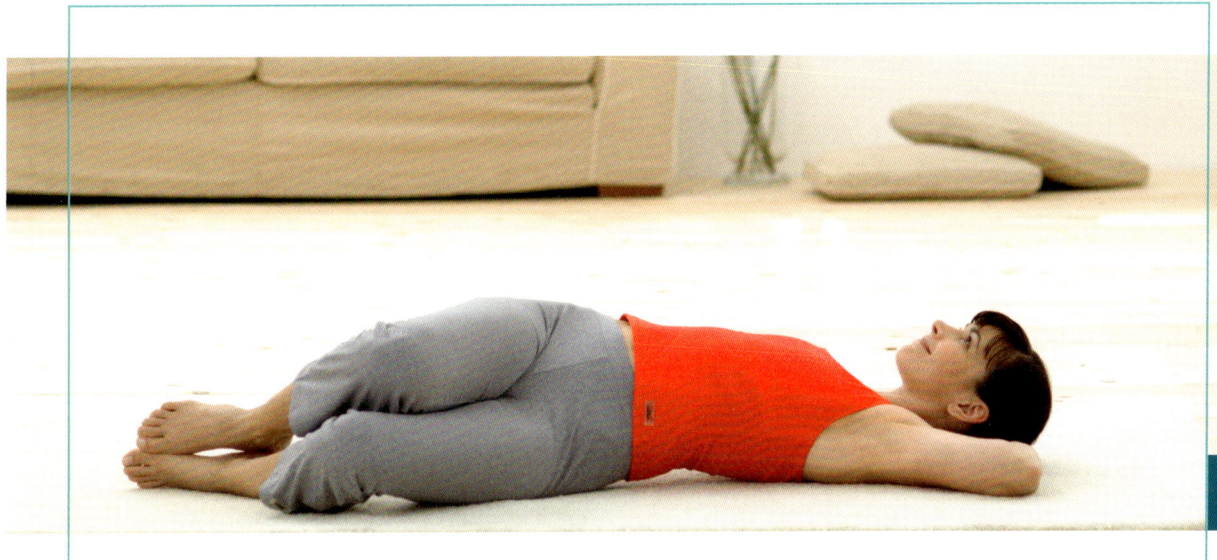

Dehnung & Stabilisierung 2: HALF BRIDGE

AUSGANGSSTELLUNG

> Diese Übung wird in der Rückenlage durchgeführt. Ihre Beine sind leicht geöffnet, die Knie angewinkelt und die Füße aufgestellt. Ihre Arme liegen in geringem Abstand vom Körper an Ihrer Seite, die Handflächen weisen nach unten.

> Spannen Sie die Bauch- und Pomuskulatur leicht an und ziehen Sie das Kinn etwas an, so dass der gesamte Rücken den Boden berührt.

1. DYNAMISCHE PHASE

> Um in die Endstellung zu kommen, atmen Sie aus und spannen Po- und Bauchmuskeln kräftig an. Heben Sie Ihr Becken so weit an, bis Oberschenkel, Bauch und Brust auf einer Linie liegen, die schräg von Ihren Knien zu Ihren Schultern verläuft.

> Einatmend lassen Sie das Becken sinken, bis sich der Po knapp über dem Boden befindet, ihn aber nicht berührt.

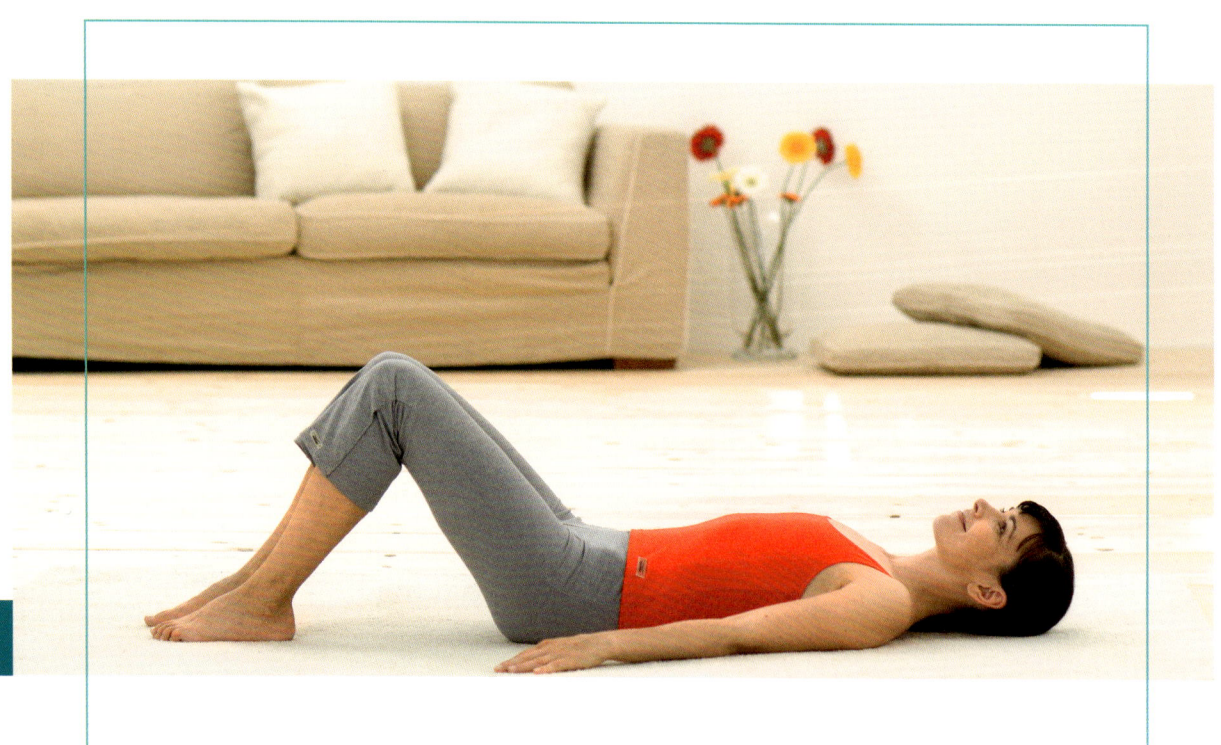

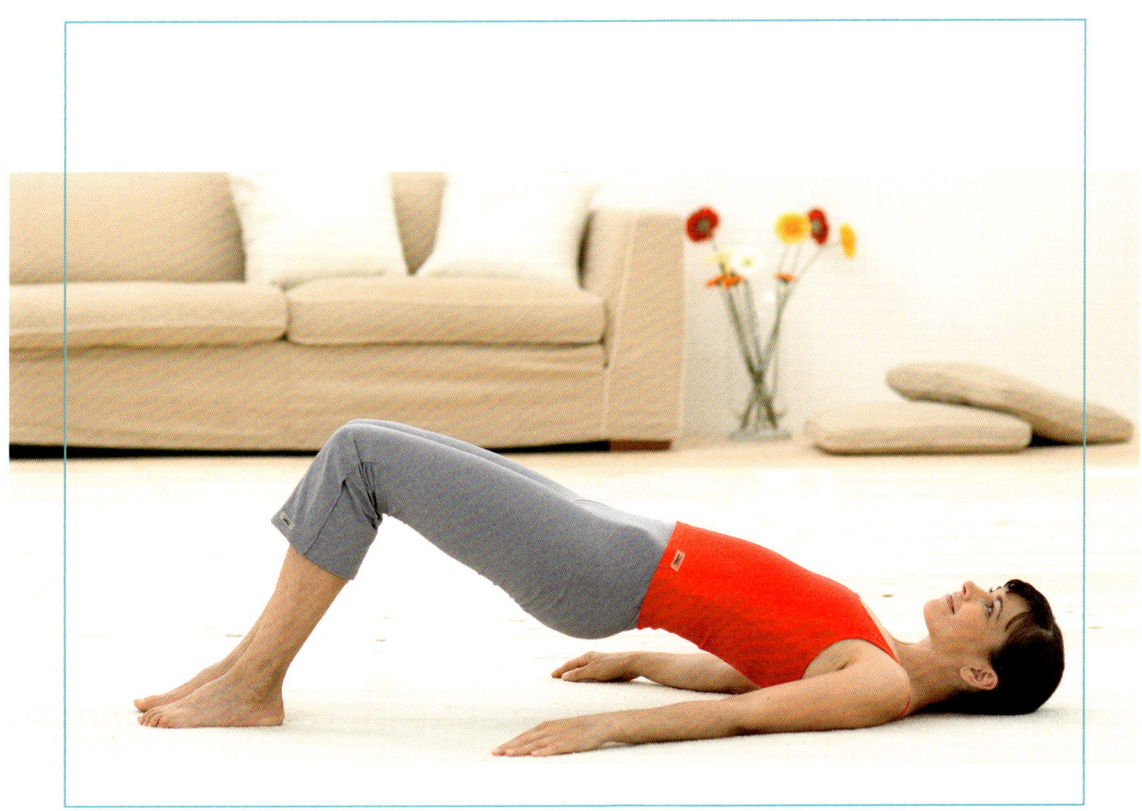

2. STATISCHE PHASE

> Am Ende der letzten Wiederholung bleiben Sie
in der Endstellung und halten die Spannung in
Bauch, Po und Rücken noch einmal acht Sekunden.
Halten Sie den Atem während dieser statischen
Phase nicht an, sondern lassen Sie ihn frei strömen.

3. RELAX-PHASE

> Lassen Sie abschließend den Po wieder langsam
auf den Boden sinken und lösen Sie die Spannung.
Lassen Sie die Beine zum Boden gleiten und entspannen Sie sich.

Check Points – bitte beachten

>> Achten Sie darauf, nicht mit den Händen
gegen den Boden zu drücken. Das Heben
des Beckens erfolgt vor allem durch die
Pomuskeln!
>> Führen Sie die Übung langsam und kont-
rolliert aus und vermeiden Sie ruckartige
Bewegungen!
>> Gehen Sie nicht ins Hohlkreuz! Das Zen-
trum der Bewegung ist das Becken. In der
Endstellung sollten Oberschenkel und
Oberkörper auf einer Ebene liegen.

Dehnung & Stabilisierung 3: HIP LIFT (mit Ballon)

AUSGANGSSTELLUNG

> Sie beginnen die Übung in der Rückenlage. Ziehen Sie die Knie an und heben Sie die Füße vom Boden ab, so dass die Unterschenkel parallel zum Boden sind. Halten Sie einen Luftballon, einen Ball oder ein Kissen zwischen den Knien. Denken Sie daran, dass ein Luftballon auch platzen kann. Schützen Sie Ihre Ohren eventuell mit Ohrstöpseln.
> Legen Sie Ihre Hände neben den Körper – die Hände liegen flach auf dem Boden und halten einen Abstand von mindestens zwei Handbreit von den Hüften.

1. DYNAMISCHE PHASE

> Atmen Sie aus, spannen Sie die unteren Bauchmuskeln an und heben Sie das Becken wenige Zentimeter an. Bewegen Sie die Knie ein wenig zum Oberkörper und unterstützen Sie die Hebung durch den Druck der Hände gegen den Boden.
> Einatmend senken Sie das Becken wieder bis knapp über dem Boden, ohne jedoch den Boden zu berühren.

2. STATISCHE PHASE

> Am Ende der letzten Wiederholung bleiben Sie in der Endstellung und halten die Spannung in der Bauchmuskulatur noch einmal acht Sekunden. Achten Sie darauf, während der statischen Phase bewusst und tief weiterzuatmen.

3. RELAX-PHASE

> Kommen Sie abschließend wieder in die entspannte Rückenlage zurück und lassen Sie die Beine zu Boden gleiten. Rollen Sie ein paar Mal seitlich hin und her und entspannen Sie sich.

Check Points – bitte beachten

>> *Versuchen Sie während der Übung den Nacken entspannt zu lassen! Der Blick ist immer nach oben gerichtet.*
>> *Führen Sie die Übung kontrolliert durch – vermeiden Sie es, Ihr Becken mit Schwung zu heben. Führen Sie die kleine Auf- und Abwärtsbewegung nur mit der Kraft der Bauchmuskulatur durch.*
>> *Die Arme sollten nur unterstützen, aber wenig Arbeit leisten!*

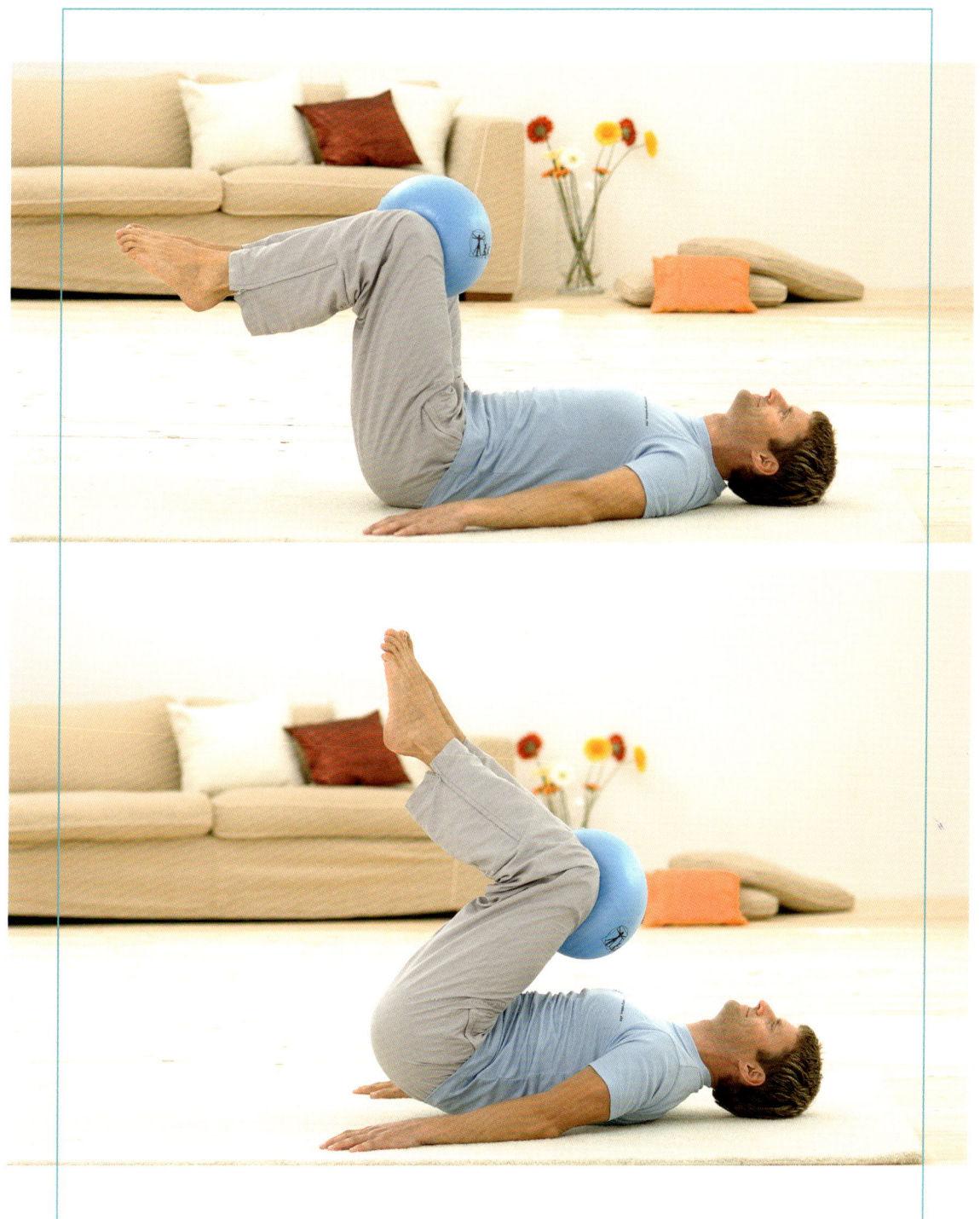

Dehnung & Stabilisierung 4: CAT STRETCH

AUSGANGSSTELLUNG

> Diese Übung führen Sie im Vierfüßlerstand durch. Dabei berühren Ihre Handflächen, Ihre Knie und Ihre Zehen den Boden. Arme und Beine sind jeweils etwa schulterbreit auseinander, Oberschenkel und Arme stehen ungefähr senkrecht. Die Finger weisen nach vorn.

> Drücken Sie Ihren Bauch zum Boden, bis Sie im Hohlkreuz sind. Gleichzeitig heben Sie den Kopf und richten den Blick leicht nach oben. Das Becken kippt dabei nach vorn.

1. DYNAMISCHE PHASE

> Atmen Sie aus und machen Sie einen Katzenbuckel: Drücken Sie Ihren Rücken rund nach oben, lassen Sie den Kopf hängen und ziehen Sie das Kinn zur Brust. Drücken Sie mit den Händen gegen den Boden, und schieben Sie die Schultergelenke nach vorn. Das Becken kippt nach hinten.

> Einatmend drücken Sie den Rücken wieder nach unten und kehren in die Ausgangsstellung zurück.

2. STATISCHE PHASE

> Bei der letzten Wiederholung bleiben Sie in der Endstellung mit rundem Rücken und halten die Spannung in den Rückenmuskeln noch einmal acht Sekunden lang an. Halten Sie den Atem dabei jedoch keinesfalls an, sondern atmen Sie tief und bewusst weiter.

3. RELAX-PHASE

> Lösen Sie die Dehnung in den Rückenmuskeln, und lösen Sie die Haltung auf.

> Legen Sie sich kurz auf den Rücken, um zu entspannen, und atmen Sie tief bis in den Bauch hinein.

Check Points – bitte beachten

>> *Führen Sie die Übung kontrolliert und langsam durch, und vermeiden Sie es, das Becken mit Schwung vor und zurück zu kippen. Beugen Sie den Kopf nur so weit nach vorn und hinten, dass es noch angenehm ist.*

>> *Führen Sie diese Übung bei Knieproblemen nur auf einer weichen Unterlage durch.*

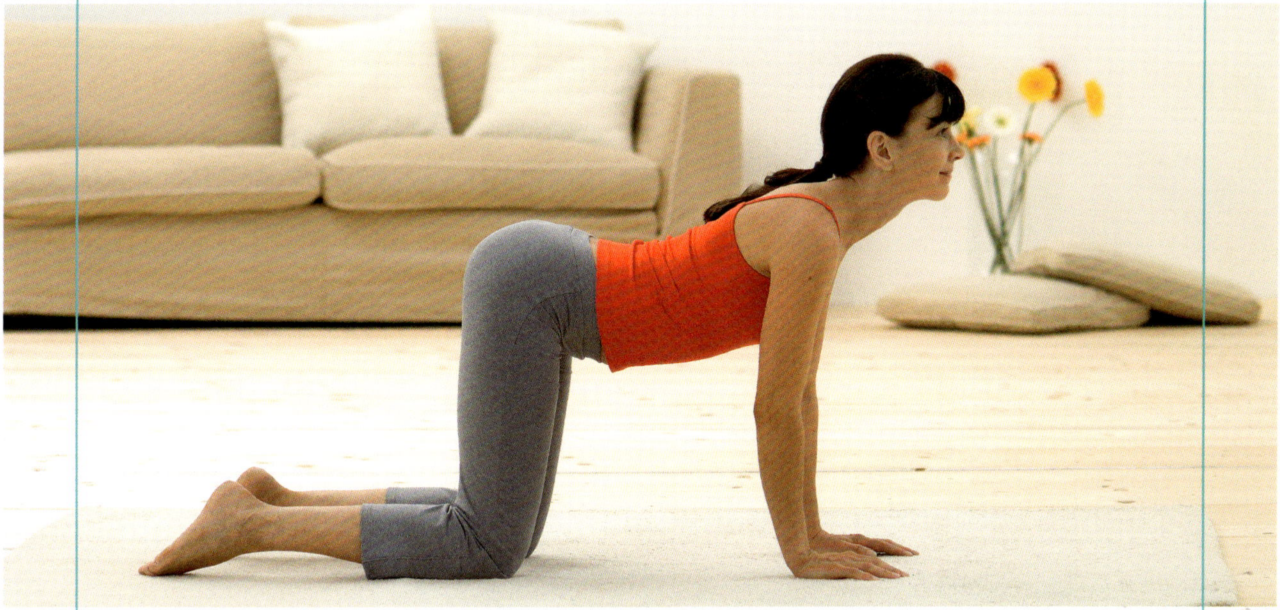

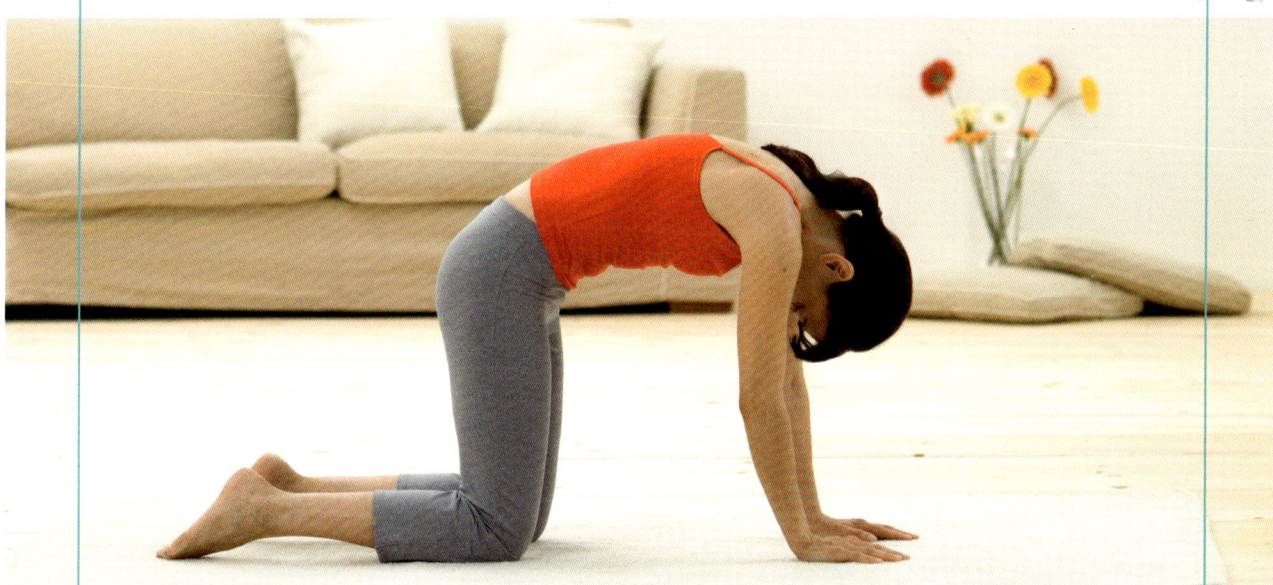

Dehnung & Stabilisierung 5: HURDLE TRAINING

AUSGANGSSTELLUNG

> Sie beginnen diese Übung auf der linken Seite liegend. Legen Sie den angewinkelten linken Arm stützend unter den Kopf. Beide Beine sind leicht gebeugt, und das Becken ist senkrecht zum Boden. Der Nacken ist leicht gedehnt und der Blick geht nach vorn.

> Atmen Sie aus, und umfassen Sie mit der rechten Hand den Knöchel des oberen, rechten Beines. Das linke Bein bleibt passiv auf dem Boden liegen.

1. DYNAMISCHE PHASE

> Um in die Endstellung zu kommen, atmen Sie aus und ziehen mit der rechten Hand den Knöchel in Richtung Kopf. Dabei kann sich das Bein von der Hüfte aus nach hinten beugen. Das untere Bein kann dabei bewusst gegen den Boden gedrückt werden.

> Einatmend lösen Sie die Dehnung wieder, ohne jedoch den Knöchel des rechten Beines loszulassen.

2. STATISCHE PHASE

> Bei der letzten Wiederholung bleiben Sie in der Endstellung und halten die Dehnung der Oberschenkelmuskulatur noch einmal acht Sekunden lang aufrecht. Halten Sie den Atem auch während dieser statischen Phase nicht an, sondern lassen Sie ihn frei fließen.

3. RELAX-PHASE

> Lösen Sie die Dehnung, lassen Sie den Knöchel los und strecken Sie Ihre Beine wieder aus.

> Rollen Sie in die Rückenlage und entspannen Sie sich, bevor Sie die Übung dann auch auf der anderen Seite wiederholen.

Check Points – bitte beachten

>> *Achten Sie während der Übung darauf, den Nacken zu entspannen und den Kopf ruhig auf dem angewinkelten Arm liegen zu lassen.*

>> *Es geht nicht darum, dass die Ferse den Po berührt, sondern dass der Oberschenkel gedehnt wird!*

>> *Spannen Sie die Bauchmuskeln bewusst an, indem Sie den Nabel leicht einziehen, und gehen Sie nicht ins Hohlkreuz.*

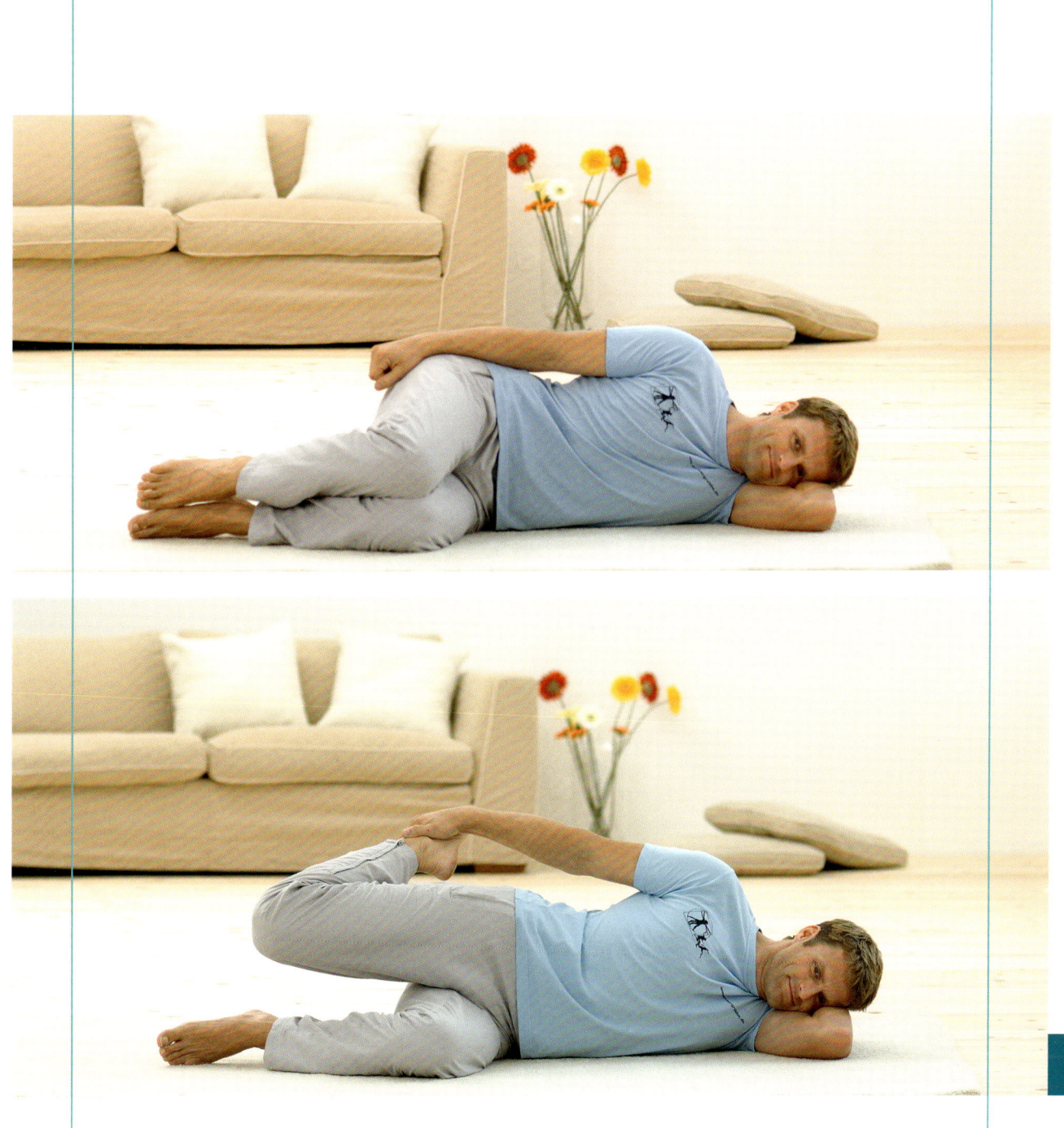

Dehnung & Stabilisierung 6: CROUCHING TIGER

AUSGANGSSTELLUNG

> Bei dieser Übung starten Sie im Vierfüßlerstand. Ihre Handflächen, Knie und Zehen berühren den Boden. Die Hände sind schulterbreit auseinander, die Beine geschlossen. Die Hände befinden sich ein Stück vor den Schultern und die Knie etwas weiter hinten als die Hüfte.

> Die Hände bleiben in der Position, während Sie den Po in Richtung Fersen senken. Kopf und Rücken bilden eine gerade Linie, der Blick ist auf den Boden gerichtet.

1. DYNAMISCHE PHASE

> Atmen Sie aus, drücken Sie das Brustbein nach unten, bis Ihre Nasenspitze den Boden berührt, und strecken Sie die Arme nach vorn. Nun sollten Sie vor allem seitlich am Rumpf im Achselbereich eine Dehnung spüren.

> Einatmend lösen Sie die Spannung etwas, ohne sich jedoch dabei aufzurichten.

2. STATISCHE PHASE

> Bei der letzten Wiederholung strecken Sie sich nochmals acht Sekunden lang nach vorn, während Sie das Brustbein weiter zum Boden drücken. Atmen Sie dabei tief und fließend weiter. Danach langsam aufrichten und entspannen.

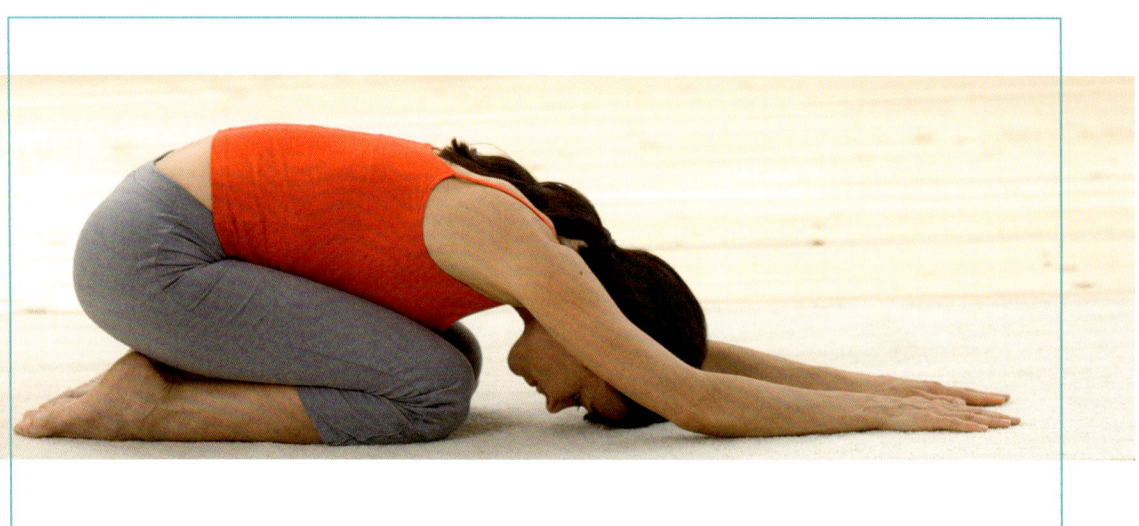

Dehnung & Stabilisierung 7: BOW STRETCH

▶▶

AUSGANGSSTELLUNG

> Für diese Übung brauchen Sie eine freie Wand,
an die Sie sich setzen können. Setzen Sie sich mit
dem Rücken zur Wand, und schieben Sie den Po
möglichst nah zur Wand. Richten Sie die Wirbelsäule und den Kopf locker auf. Der Blick ist gerade-
aus gerichtet.

> Strecken Sie die geschlossenen Beine lang aus.
Die Füße sind nicht gestreckt, die Zehen zeigen
gerade nach oben. Legen Sie die Hände entspannt
an Ihre Oberschenkel.

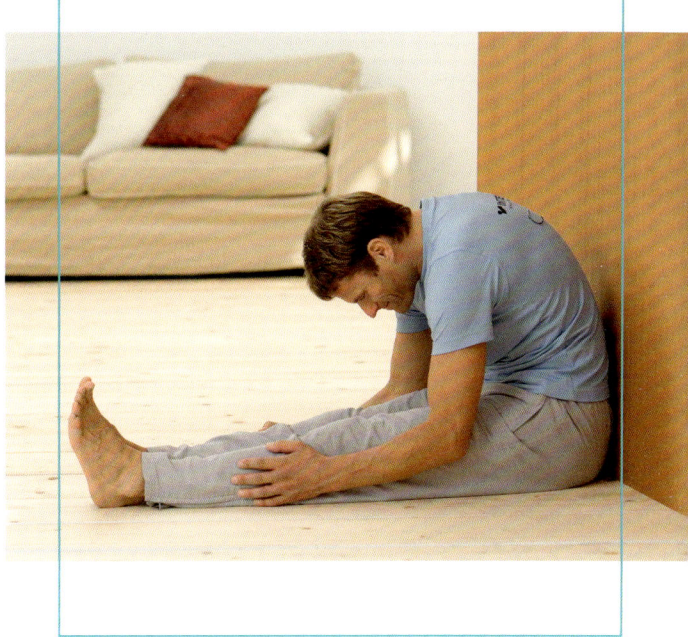

1. DYNAMISCHE PHASE

> Atmen Sie aus und gleiten Sie mit Ihren Händen
langsam nach vorn in Richtung der Füße. Ihr Körper
folgt der Bewegung und beugt sich aus der Hüfte
nach vorn. Der untere Rücken bleibt gerade und der
Blick ist nach unten gerichtet.

> Einatmend lösen Sie die Dehnung etwas, ohne
sich jedoch ganz aufzurichten.

2. STATISCHE PHASE

> Bei der letzten Wiederholung strecken Sie sich
nochmals acht Sekunden lang nach vorn. Atmen Sie
dabei tief weiter bis in den Bauch. Danach richten
Sie sich langsam auf und entspannen sich kurz.

Dehnung & Stabilisierung 8: LATERAL BEND

▶ ▶ ▶

AUSGANGSSTELLUNG

> Diese Übung führen Sie in der Seitenlage aus. Legen Sie sich auf Ihre linke Seite. Ihr linker Arm ist gebeugt, und Ihr Kopf ruht auf dem Oberarm. Den rechten Arm winkeln Sie an und stützen die Handfläche vor Ihrer Brust auf den Boden. Ihre Finger liegen parallel zum Körper.

> Beide Beine sind gestreckt. Jetzt spannen Sie die Bauch- und Pomuskulatur leicht an und drücken Ihre Beine leicht zusammen.

1. DYNAMISCHE PHASE

> Atmen Sie aus und heben die fest geschlossenen, gestreckten Beine zusammen leicht an. Drücken Sie dabei mit der rechten Hand gegen den Boden, um die Stellung zu stabilisieren.

> Einatmend senken Sie die Beine wieder ab, ohne Sie jedoch ganz auf dem Boden abzulegen.

2. STATISCHE PHASE

> Bei der letzten Wiederholung bleiben Sie in der Endstellung und halten die Spannung der seitlichen

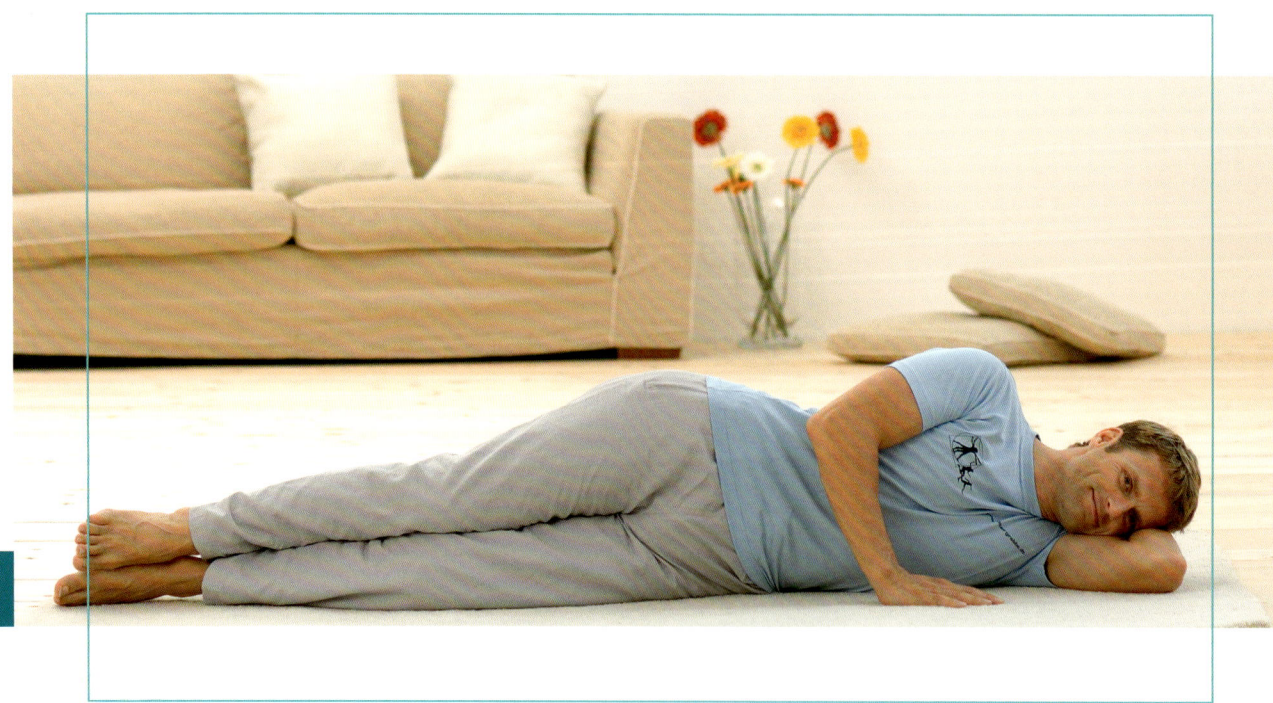

Rumpfmuskulatur noch einmal acht Sekunden an. Achten Sie darauf, während der statischen Phase bewusst und tief weiterzuatmen.

3. RELAX-PHASE

> Senken Sie die Beine nun wieder bis auf den Boden ab. Rollen Sie sich dann in die Rückenlage, atmen Sie bewusst einige Male tief in den Bauch und entspannen Sie sich.

> Wiederholen Sie die Übung auf der anderen Seite.

Check Points – bitte beachten

>> Achten Sie während der Übung darauf, den Nacken zu entspannen, und lassen Sie den Kopf ruhig auf dem unteren Arm liegen.

>> Die gestreckten Beine, der Körper, der untere Arm und der Kopf sollten möglichst auf einer geraden Linie liegen.

>> Führen Sie die Übung kontrolliert und langsam durch. Achten Sie darauf, wirklich nur die Muskeln anzuspannen, die für das Heben der Beine nötig sind!

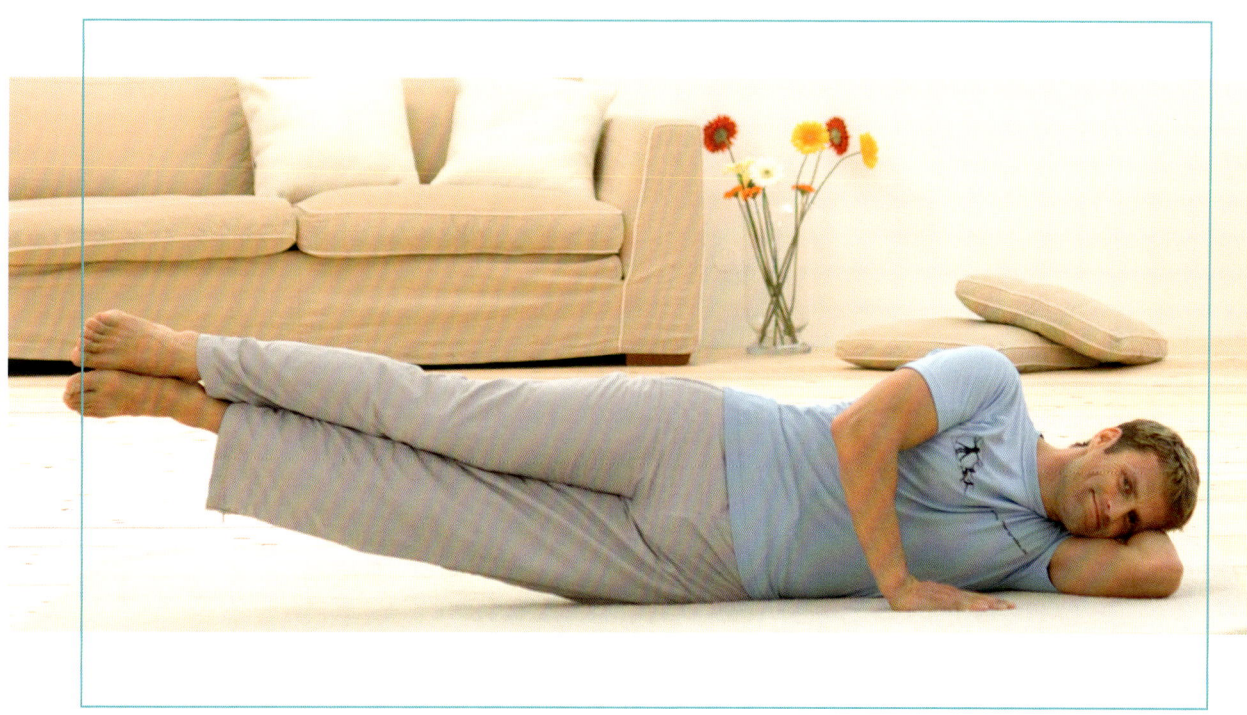

Dehnung & Stabilisierung 9: FLYING HORSE

AUSGANGSSTELLUNG

> Bei dieser Übung starten Sie aus dem Vierfüßlerstand. Dabei berühren die Zehen, die Knie und die Handflächen den Boden. Die Hände und die Beine sind jeweils etwa schulterbreit auseinander. Die Zehen sind gestreckt, und die Fingerspitzen weisen nach vorn.

> Die Hände stehen direkt unter den Schultern und die Knie direkt unter der Hüfte. Der Rücken bildet mit dem Kopf eine gerade Linie, und der Blick ist zum Boden gerichtet. Strecken Sie das Brustbein zum Boden, und ziehen Sie die Schulterblätter zur Wirbelsäule.

1. DYNAMISCHE PHASE

> Um in die Endstellung zu kommen, atmen Sie aus und heben dabei den linken Arm und das rechte Bein gleichzeitig bis zur Horizontalen. Arm, Kopf, Rücken und Bein sollten nun im Idealfall eine gerade Linie bilden.

> Einatmend ziehen Sie Arm und Bein wieder zum Körper, bis sie sich knapp über dem Boden befinden, ohne ihn jedoch zu berühren.

2. STATISCHE PHASE

> Am Ende der Übung bleiben Sie in der gestreckten Endstellung und halten die Spannung in Arm, Rücken und Bein noch einmal acht Sekunden. Halten Sie den Atem während dieser statischen Phase aber nicht an, sondern lassen Sie ihn weiterströmen.

3. RELAX-PHASE

> Kehren Sie abschließend in den Vierfüßlerstand zurück. Lösen Sie die Haltung und legen Sie sich kurz auf den Rücken, um sich zu entspannen.

> Wiederholen Sie die Übung dann mit dem rechten Arm und dem linken Bein.

Check Points – bitte beachten

>> *Führen Sie die Übung kontrolliert durch. Vermeiden Sie es, den Arm und das Bein mit Schwung zu heben.*

>> *Halten Sie während der gesamten Übung den Rücken gerade, der Blick ist dabei stets nach unten gerichtet – so halten Sie auch leichter das Gleichgewicht.*

>> *Verzichten Sie bei Knieproblemen auf diese Übung!*

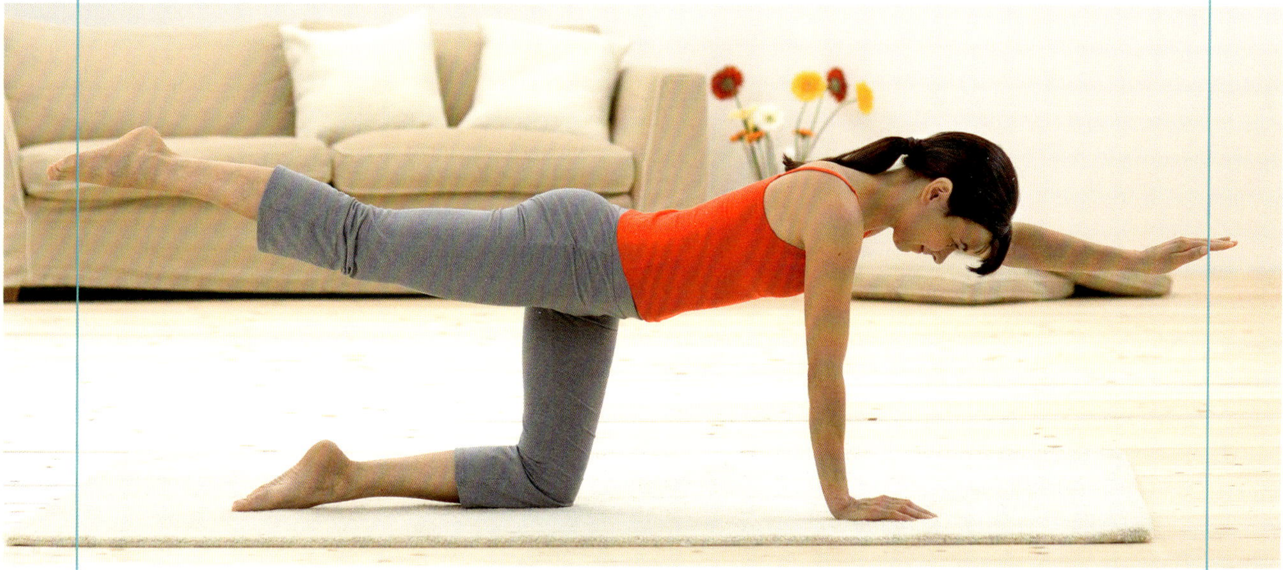

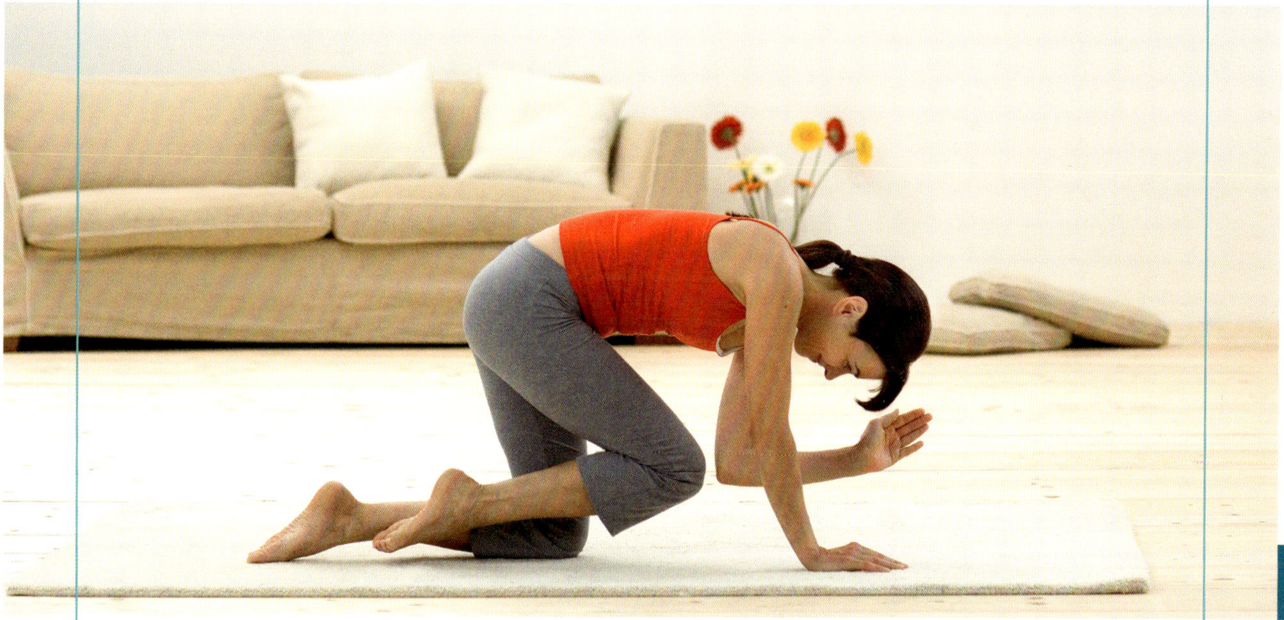

Dehnung & Stabilisierung 10: ONE LEG BRIDGE

AUSGANGSSTELLUNG

> Sie beginnen die Übung in der Rückenlage. Ihre Beine sind angewinkelt, und Ihre Füße stehen hüftbreit geöffnet nebeneinander auf dem Boden. Spannen Sie die Bauchmuskeln an und heben Sie das Becken, bis Oberkörper, Becken und Oberschenkel eine gerade Linie bilden. Stützen Sie Ihre Hände in die Hüften, um den Rücken abzustützen.

> Heben Sie Ihr rechtes Bein mit gestrecktem Fuß nach oben, so dass die Zehen senkrecht zur Decke zeigen.

1. DYNAMISCHE PHASE

> Um in die Endstellung zu kommen, atmen Sie aus und senken das rechte Bein so weit ab, dass es sich in einer Linie mit dem linken Oberschenkel befindet. Bein und Fuß sind dabei weiter gerade gestreckt.

> Einatmend heben Sie das Bein wieder hoch bis in die Senkrechte.

2. STATISCHE PHASE

> Am Ende der letzten Wiederholung bleiben Sie in der Endstellung und halten die Spannung in der Muskulatur noch einmal acht Sekunden lang.

Halten Sie den Atem auch während dieser statischen Phase nicht an, sondern lassen Sie ihn frei fließen.

3. RELAX-PHASE

> Stellen Sie nun zuerst den rechten Fuß wieder ab, und lassen Sie dann auch Ihr Becken auf den Boden sinken.

> Schütteln Sie die Beine kurz aus, atmen Sie einige Male tief bis in den Bauch und entspannen Sie sich, bevor Sie die Übung auf der anderen Seite wiederholen.

Check Points – bitte beachten

>> Halten Sie während der gesamten Übung die Spannung in der Bauch- und Pomuskulatur, und achten Sie darauf, nicht in der Hüfte einzuknicken.

>> Stemmen Sie die Oberarme fest gegen den Boden, um die Position zu stabilisieren, und halten Sie die Ellbogen nahe am Körper.

>> Führen Sie die Auf- und Abwärtsbewegung nicht mit Schwung durch, sondern bewegen Sie Ihr Bein kontrolliert und langsam.

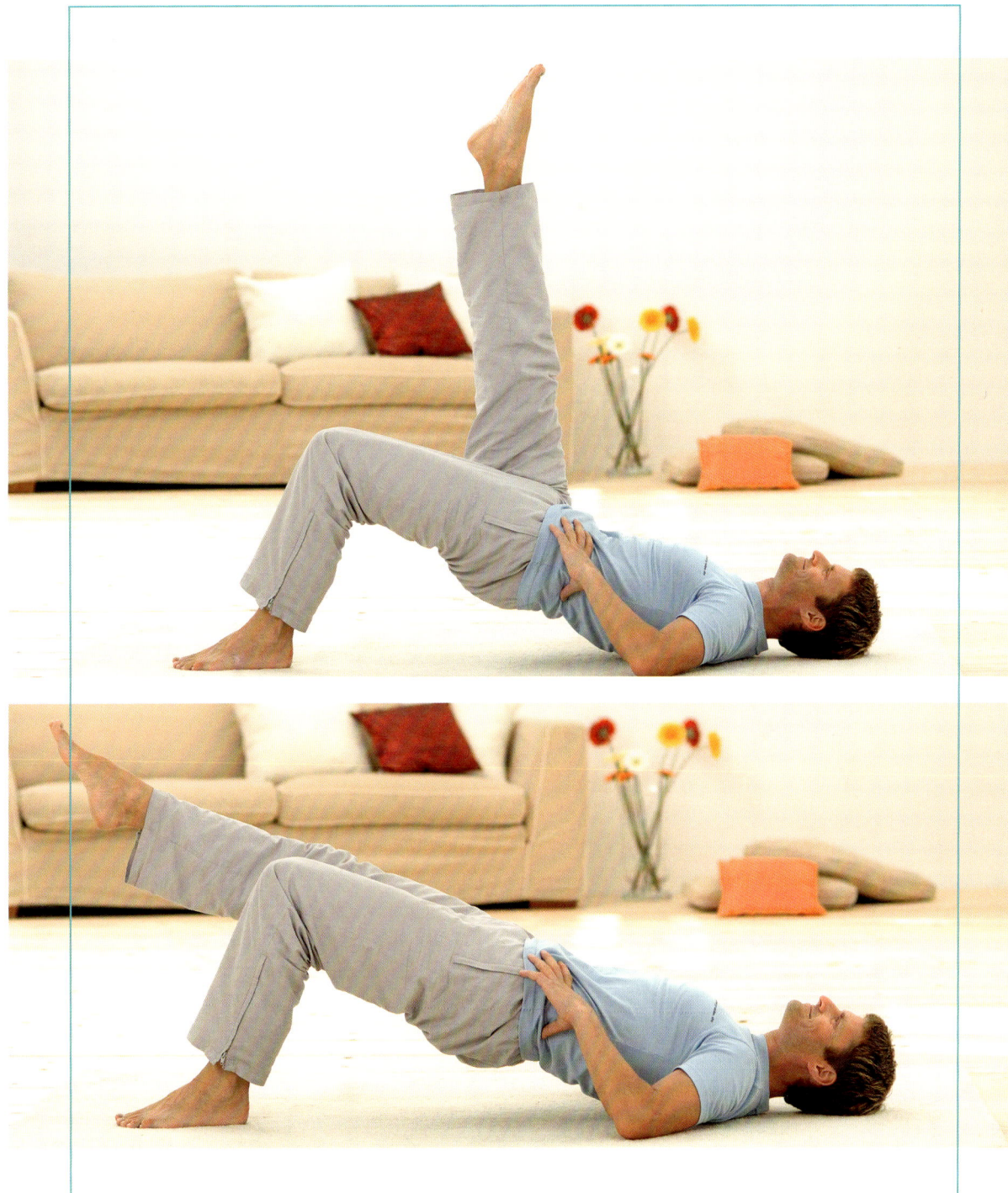

Kurze Rückenprogramme

Sie können aus den Rücken-Quickies-Grundübungen einzelne heraussuchen und diese kreativ einsetzen – zum Beispiel gleich nach dem Aufstehen als Morgengymnastik oder um lange Schreibtisch-Sitzungen aufzulockern. Wollen Sie Ihren Rücken jedoch wirkungsvoll trainieren, sollten Sie regelmäßig Rücken-Workouts durchführen.

Die folgenden, kurzen Rückenprogramme dienen als Orientierung. Da die Übungen Ihre Muskulatur stark anregen, sollten Sie sich nach jeder Übung eine kurze Pause gönnen und tief durchatmen. Die Pausen dienen auch dazu, den Wirkungen der Übungen nachzuspüren und das Körpergefühl zu verbessern. Auf den folgenden Seiten finden Sie kurze Workouts, die dazu dienen:

> Ihren Rücken Schritt für Schritt zu stärken und zu stabilisieren,

> verkürzte Muskeln sanft zu dehnen,

> Haltungsschäden auszugleichen und eine gute Haltung zu entwickeln.

DAS SCHNELLPROGRAMM AUF SEITE 67

Das Programm richtet sich an alle, die wenig Zeit haben und trotzdem etwas für ihren Rücken tun wollen. Mit dem Schnellprogramm erzielen Sie rasche Fortschritte. Idealerweise sollten Sie es als Einstieg sehen und später zum etwas umfangreicheren Basic-Programm übergehen.

DAS BASIC-PROGRAMM AUF SEITE 68

Das Programm ist ideal für alle, die gezielt etwas mehr Zeit investieren wollen, um ihren Rücken zu stärken und ihre Haltung zu verbessern. Auch wer vorwiegend am Schreibtisch arbeitet oder häufig an Verspannungen oder leichten Rückenschmerzen leidet, liegt mit dem Basic-Programm genau richtig.

DAS RÜCKENSCHMERZ-PROGRAMM AUF SEITE 69

Das ist ein besonders schonendes Programm. Sofern Ihr Arzt grünes Licht gibt, kann das leichte Training dazu beitragen, Schmerzen zu lindern, die Beweglichkeit zu verbessern und Ihren Rücken ins Gleichgewicht zu bringen. Das Workout eignet sich als sanfter Einstieg für eingefleischte Couchpotatoes, die sehr vorsichtig mit dem Training beginnen sollten. Um noch bessere Erfolge zu erzielen, empfiehlt es sich jedoch, nach zwei bis drei Wochen zum Schnellprogramm und schließlich zum Basic-Programm überzugehen.

Das Schnellprogramm

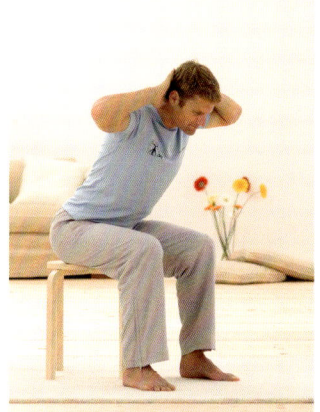

Butterfly (S. 30/31)

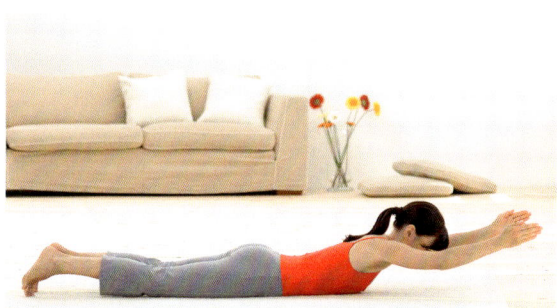

Flying Fish (S. 40/41)

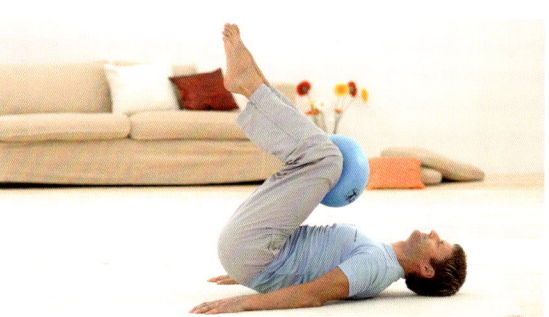

Hip Lift (S. 52/53)

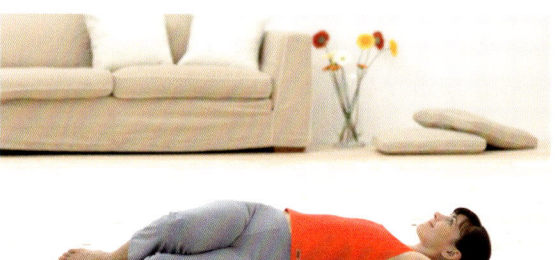

Crocodile Twist (S. 48/49)

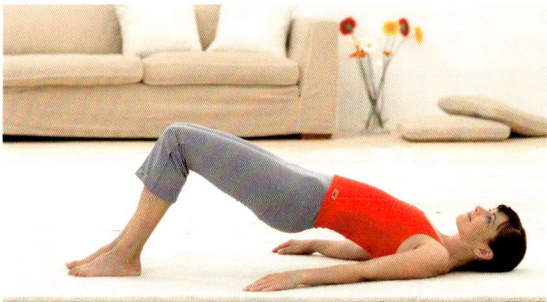

Half Bridge (S. 50/51)

Das Basic-Programm

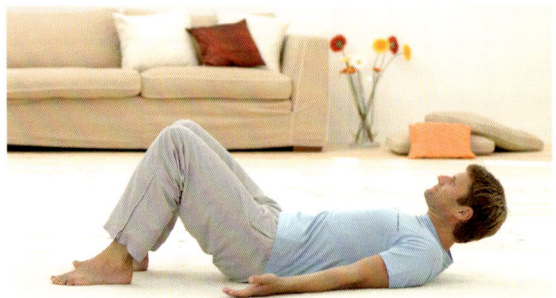

Head Lift (S. 32/33)

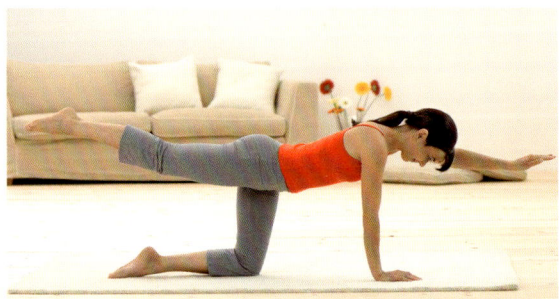

Flying Horse (S. 62/63)

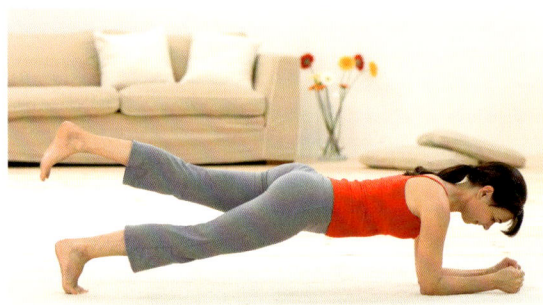

Kick up (S. 44/45)

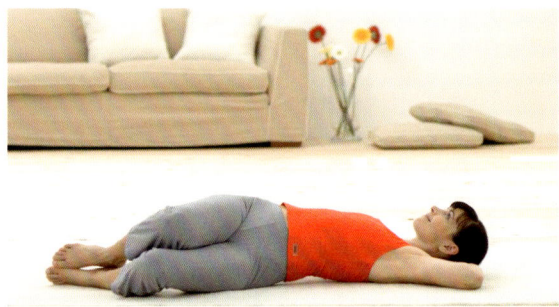

Crocodile Twist (S. 48/49)

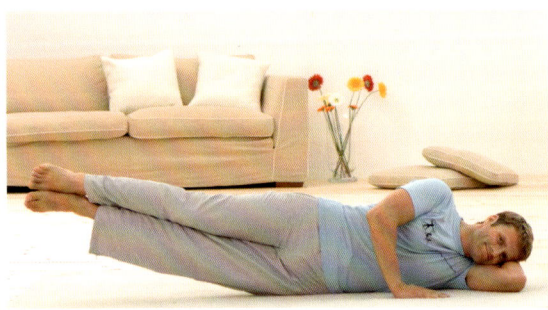

Lateral Bend (S. 60/61)

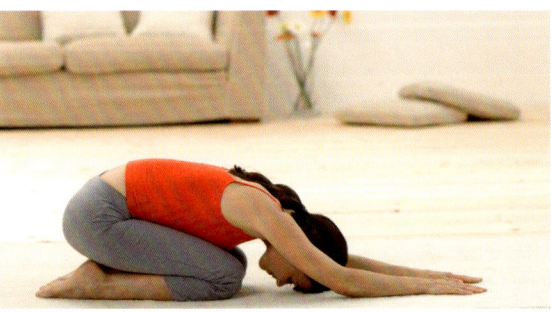

Crouching Tiger (S. 58)

Das Rückenschmerz-Programm

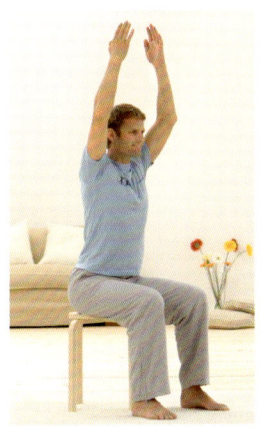

Hands up (S. 38/39)

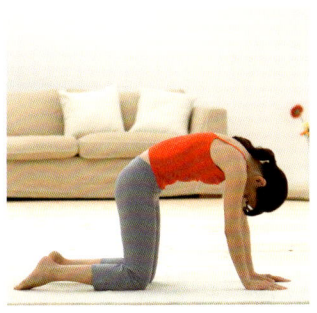

Cat Stretch (S. 54/55)

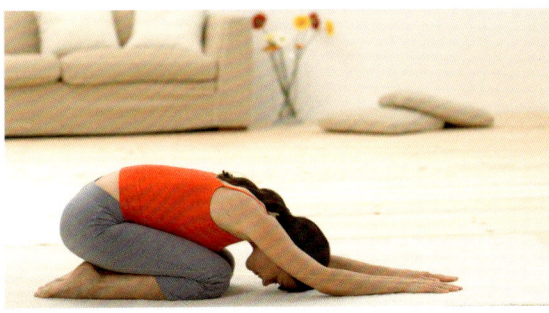

Crouching Tiger (S. 58)

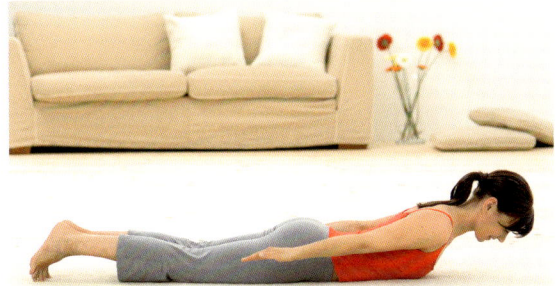

Snake Variation (S. 46/47)

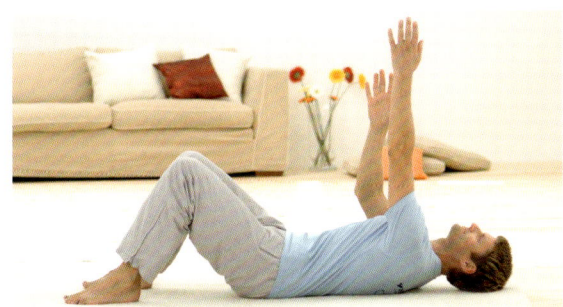

Shoulder Drop (S. 34/35)

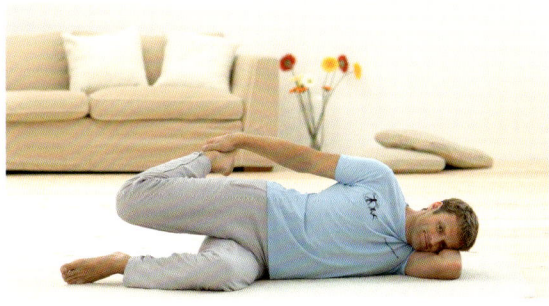

Hurdle Training (S. 56/57)

Rücken-Quickies im Alltag

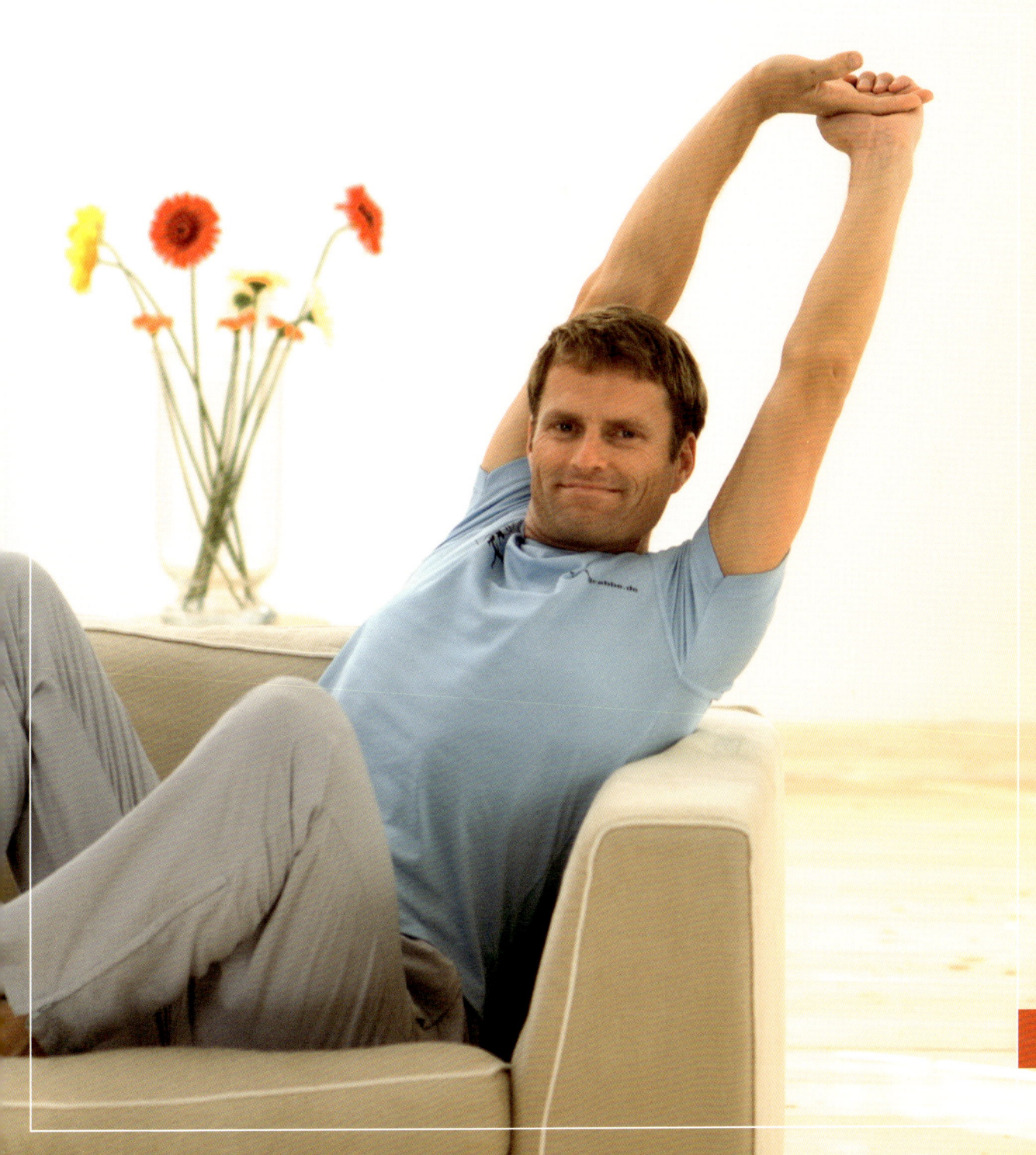

Fit im Büro 1: COACHMAN POSTURE

AUSGANGSSTELLUNG

> Diese Übung wird im Stehen durchgeführt. Die Füße stehen hüftbreit geöffnet nebeneinander.

> Gehen Sie leicht in die Knie, neigen Sie den Oberkörper mit geradem Rücken nach vorn und schieben Sie den Po leicht nach hinten, so dass Sie die Hände dicht oberhalb der Knie am Oberschenkel aufstützen können. Die Finger weisen dabei nach innen, die Ellbogen sind leicht gebeugt. Halten Sie den Kopf gerade in Verlängerung des Rückens. Der Blick ist schräg nach unten gerichtet.

1. DYNAMISCHE PHASE

> Atmen Sie tief aus und spannen Sie die Bauchmuskeln an, um den Rumpf in Richtung der Oberschenkel zu ziehen. Die Bewegung ist minimal: Der Rücken wird dabei leicht rund. Gleichzeitig drücken Sie mit den Händen kräftig gegen die Oberschenkel.

> Mit dem Einatmen lösen Sie die Spannung in den Bauchmuskeln und Armen wieder – der Druck der Hände lässt nach und die Wirbelsäule richtet sich wieder gerade auf.

2. STATISCHE PHASE

> Halten Sie die Anspannung der Bauch- und Armmuskeln jetzt nochmals acht Sekunden lang. Halten Sie den Atem während dieser statischen Phase jedoch nicht an, sondern lassen Sie ihn frei strömen.

3. RELAX-PHASE

> Lösen Sie die Spannung in den Bauchmuskeln, und richten Sie sich wieder auf.

> Strecken Sie die Arme in Richtung Decke und machen Sie vor der nächsten Übung eine kurze Pause, um zu entspannen.

Check Points – bitte beachten

>> *Bringen Sie Wirbelsäule und Kopf jedes Mal wieder in eine gerade Linie, wenn Sie in der dynamischen Phase beim Einatmen die Spannung lösen.*

>> *Führen Sie die Übung kontrolliert durch, und konzentrieren Sie sich bewusst auf die Spannung in Ihren Bauchmuskeln.*

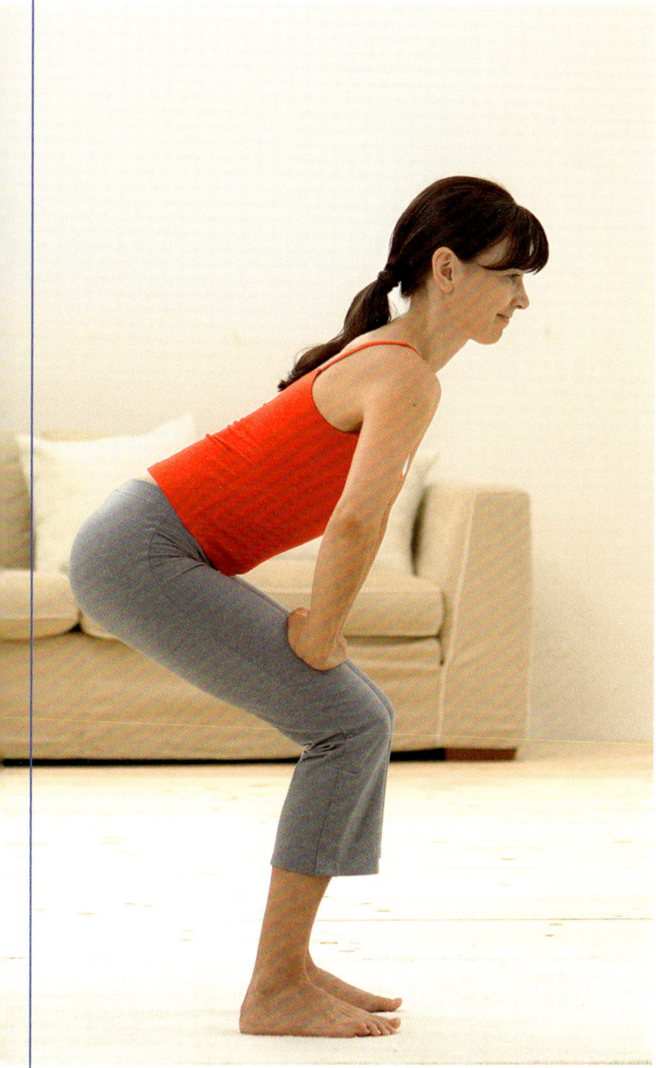

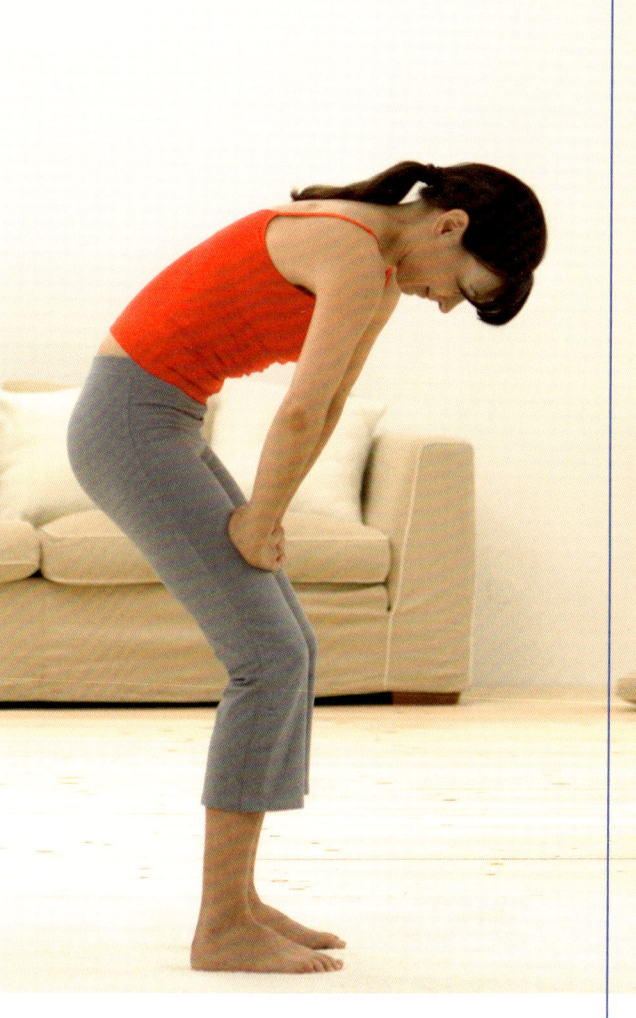

Fit im Büro 2: TURN HANDS

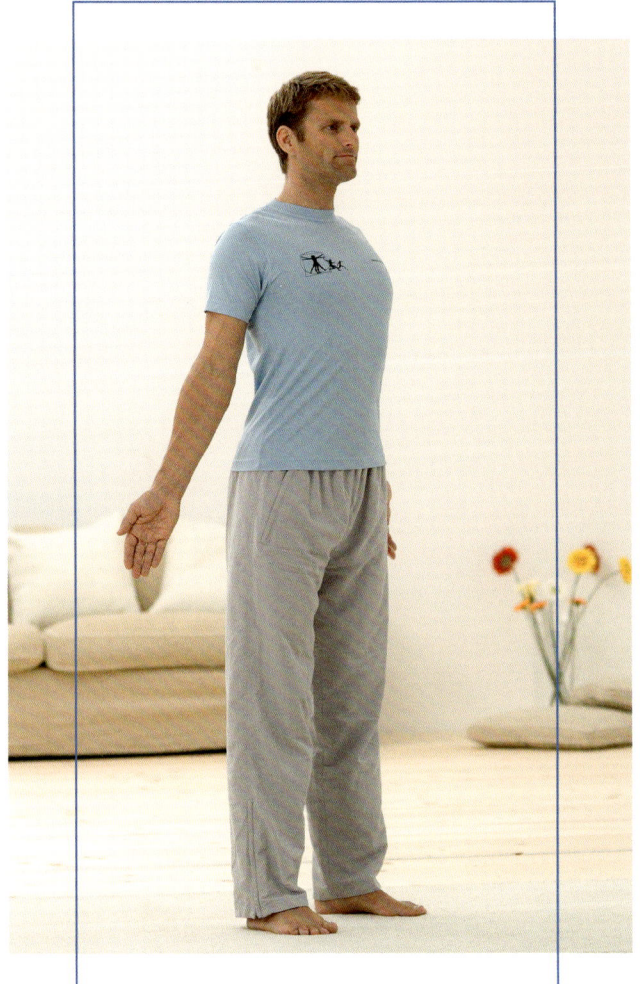

▶

AUSGANGSSTELLUNG

> Stehen Sie locker und strecken Sie die Knie nicht vollständig durch. Die Füße stehen hüftbreit geöffnet nebeneinander, und das Gewicht ist gleichmäßig auf beiden Beinen verteilt.

> Die Wirbelsäule und der Kopf sind gerade aufgerichtet, die Arme hängen locker neben dem Körper. Spannen Sie die Bauch- und Pomuskulatur leicht an, und ziehen Sie die Schulterblätter zur Wirbelsäule und leicht nach unten.

1. DYNAMISCHE PHASE

> Um in die Endstellung zu kommen, atmen Sie aus und drehen die Hände und Arme so nach außen, dass die Daumen nach hinten weisen und die Handflächen nach außen zeigen. Gleichzeitig heben Sie den Brustkorb leicht an und schieben den Kopf etwas nach oben.

> Einatmend drehen Sie die Arme zurück in die Ausgangsstellung und lösen die Spannung in Brust und Schultern.

2. STATISCHE PHASE

> Am Ende der letzten Wiederholung bleiben Sie in der Endstellung und halten die Spannung in der Brust- und Schultermuskulatur noch einmal acht Sekunden lang an. Halten Sie dabei den Atem nicht an, sondern atmen Sie tief und bewusst weiter.

3. RELAX-PHASE

> Drehen Sie die Arme wieder in die Ausgangsposition zurück, und strecken Sie sich leicht nach oben.

> Schütteln Sie die Arme aus, schließen Sie die Augen und entspannen Sie sich kurz im Stehen.

Fit im Büro 3: HEAD PRESS

▶

AUSGANGSSTELLUNG

> Diese Übung können Sie ideal am Schreibtisch durchführen, aber auch an jedem anderen Tisch. Sie dient dazu, den Rücken zu entlasten und die Rücken- und Nackenmuskulatur zu entspannen. Setzen Sie sich auf die Vorderkante eines Stuhls. Die Füße stehen schulterbreit geöffnet auf dem Boden.

> Rücken Sie mit dem Stuhl ein Stück vom Tisch zurück und legen Sie die Unterarme mit angewinkelten Ellbogen auf den Tisch. Die Hände liegen ausgestreckt übereinander, und die Handflächen weisen nach unten. Legen Sie den Kopf mit der Stirn auf die Hände. Nacken und Rücken bilden eine Gerade, bleiben aber entspannt.

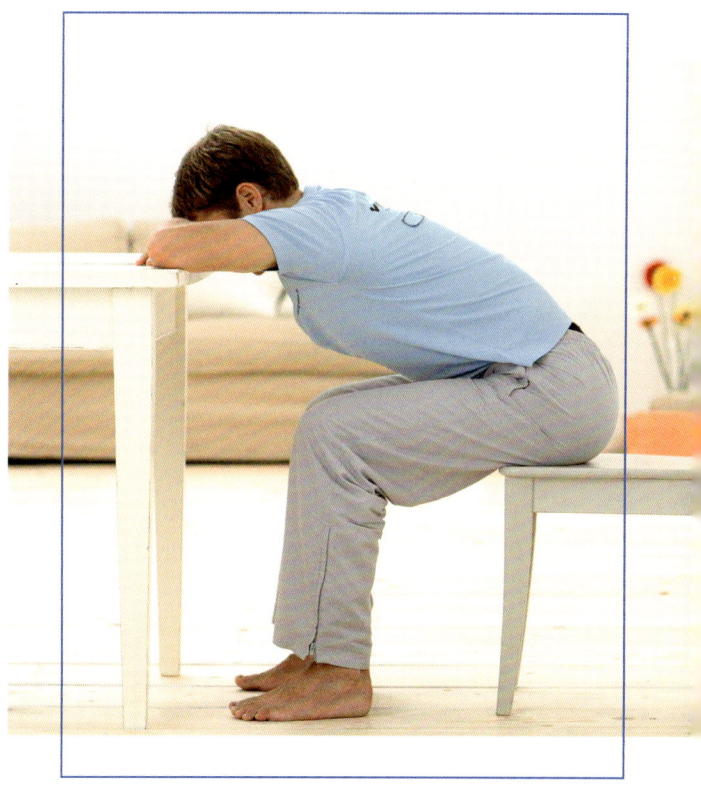

1. DYNAMISCHE PHASE

> Atmen Sie aus, und drücken Sie das Brustbein leicht in Richtung Boden. Eventuell müssen Sie dafür die Unterarme etwas weiter nach vorn oder den Stuhl ein Stück nach hinten schieben.

> Einatmend lösen Sie die Spannung etwas, ohne sich jedoch dabei aufzurichten.

2. STATISCHE PHASE

> Bei der letzten Wiederholung drücken Sie Ihr Brustbein nochmals acht Sekunden lang nach unten, während Sie sich weiter nach vorn strecken. Atmen Sie dabei tief und fließend weiter. Danach langsam aufrichten und entspannen.

Fit im Büro 4: PUSHING HANDS

▶▶ ▶

AUSGANGSSTELLUNG

> Setzen Sie sich nah an die Vorderkante eines Stuhls oder Hockers. Die Füße stehen hüftbreit

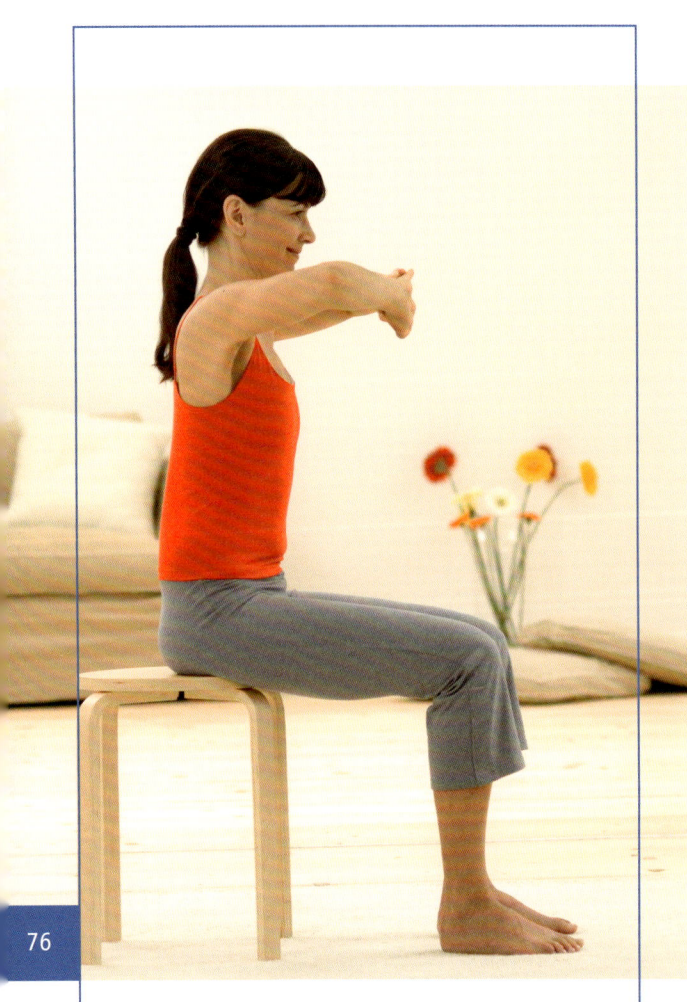

geöffnet nebeneinander. Ober- und Unterschenkel bilden einen Winkel von 90°.

> Heben Sie die Arme auf Schulterhöhe. Beugen Sie die Ellbogen, so dass die Hände mit ausgestreckten Fingern fast den Körper berühren. Die Handflächen zeigen vom Körper weg. Ziehen Sie den Bauchnabel leicht nach innen und oben, um die Bauchmuskulatur etwas anzuspannen und richten Sie die Wirbelsäule und den Kopf gerade auf.

1. DYNAMISCHE PHASE

> Um in die Endstellung zu kommen, atmen Sie aus und ziehen bewusst die Schulterblätter zur Wirbelsäule und leicht nach unten. Gleichzeitig spannen Sie die Arm- und Schultermuskeln an, als würden Sie mit den Händen etwas wegschieben wollen. Die Brustwirbelsäule wird dabei leicht gerundet.

> Einatmend lösen Sie die Spannung in den Arm-, Schulter- und Rückenmuskeln und richten Wirbelsäule und Kopf wieder gerade auf. Die Arme bleiben aber auf Schulterhöhe erhoben.

2. STATISCHE PHASE

> Am Ende der Übung bleiben Sie in der Endstellung und halten die Spannung in den Muskeln noch einmal acht Sekunden. Halten Sie den Atem dabei jedoch nicht an, sondern atmen Sie tief und bewusst weiter.

3. RELAX-PHASE

> Lösen Sie die Spannung in den Arm-, Schulter- und Rückenmuskeln und richten Sie sich auf.
> Senken Sie die Arme, schütteln Sie sie kurz aus und entspannen Sie bewusst Ihre Schultern. Nach Bedarf sollten Sie die Übung im Alltag immer wieder mal ausführen.

Check Points – bitte beachten

>> Achten Sie darauf, die Schultern während der Übung auf keinen Fall nach oben zu ziehen.
>> Die sichtbare Vorwärtsbewegung der Arme sollte minimal sein. Spannen Sie die Muskeln trotzdem kräftig an, als würde jemand gegen Ihre Handflächen drücken.

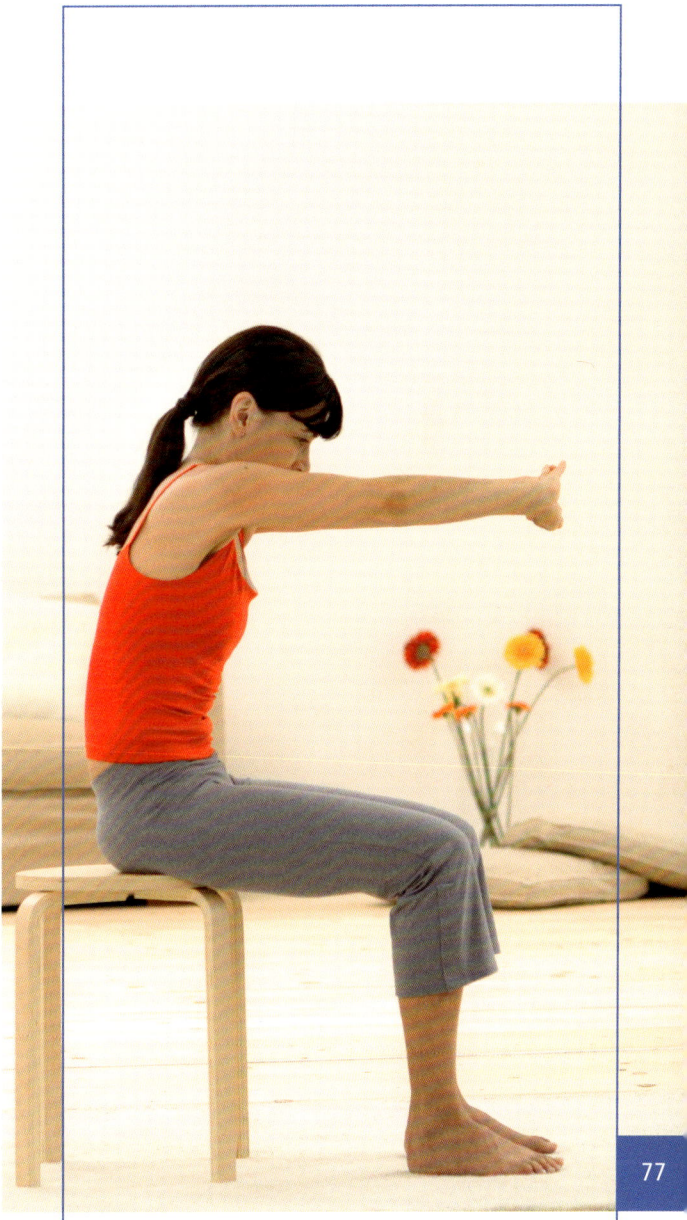

Fit im Büro 5: TABLE POSITION

AUSGANGSSTELLUNG

> Diese Übung können Sie am Schreibtisch (oder natürlich auch an jedem anderen Tisch) durchführen. Stellen Sie sich so weit vor den Tisch, dass Sie ihn mit ausgestreckten Armen gerade noch erreichen können. Die Füße stehen hüftbreit geöffnet nebeneinander, und die Knie sind gestreckt.

> Beugen Sie sich aus der Hüfte nach vorn, und legen Sie die Handflächen schulterbreit nebeneinander auf den Tisch. Die Arme sind gestreckt.

1. DYNAMISCHE PHASE

> Atmen Sie aus, strecken Sie das Brustbein etwas weiter zum Boden. Der Po bewegt sich nach hinten: Arme, Kopf und Rücken liegen auf einer Linie.

> Einatmend lösen Sie die Spannung etwas, ohne sich jedoch dabei aufzurichten.

2. STATISCHE PHASE

> Zum Schluss dehnen Sie nochmals acht Sekunden lang den Oberkörper. Danach langsam aufrichten.

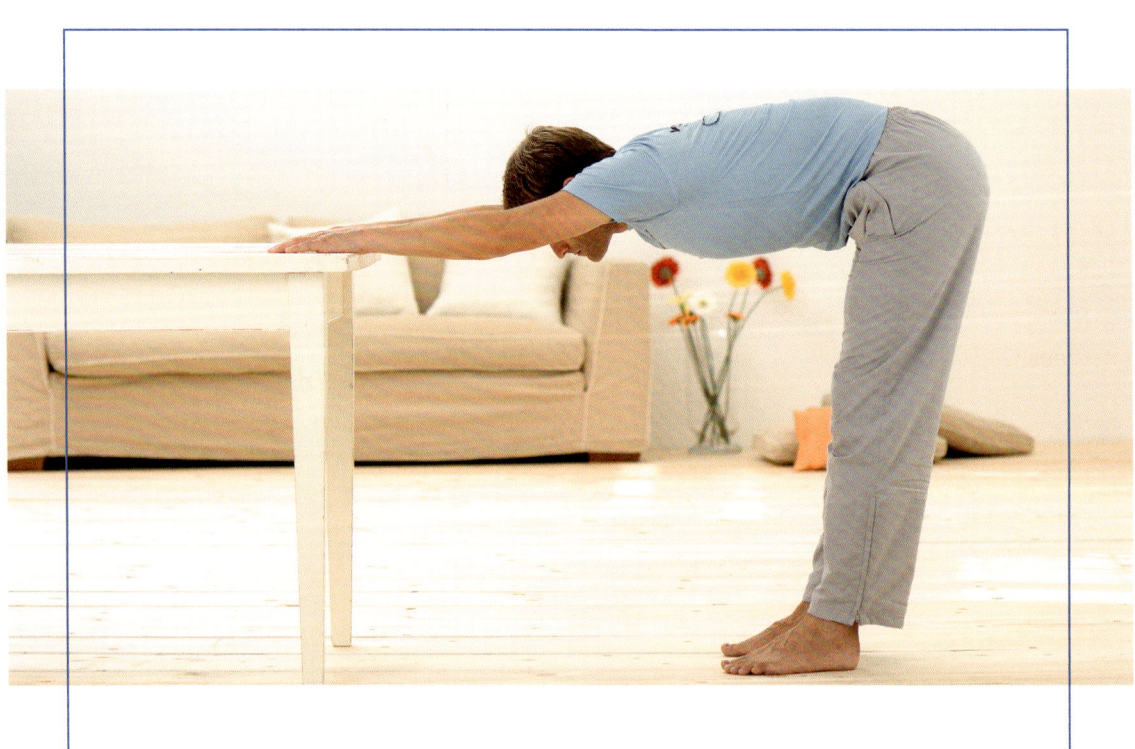

Fit im Büro 6: BUTT STRETCH

▶▶ ▶▶

AUSGANGSSTELLUNG

> Setzen Sie sich nahe der Vorderkante auf einen Stuhl, und stellen Sie die Füße schulterbreit geöffnet nebeneinander. Richten Sie den Oberkörper auf, und spannen Sie die Bauchmuskeln an.

> Legen Sie den linken Fuß neben dem Knie auf dem rechten Oberschenkel ab. Ihre Hände liegen auf dem linken Knie. Achten Sie darauf, den Rücken während der Übung aufrecht zu halten.

1. DYNAMISCHE PHASE

> Neigen Sie den Oberkörper leicht nach vorn und drücken Sie das linke Knie mit den Händen nach unten, so dass die linke Pomuskulatur gedehnt wird. Bauen Sie den Druck über vier Sekunden fließend bis zur Maximaldehnung auf.

> Einatmend richten Sie sich wieder auf. Lösen Sie den Druck wieder, ohne die Dehnung jedoch ganz aufzuheben.

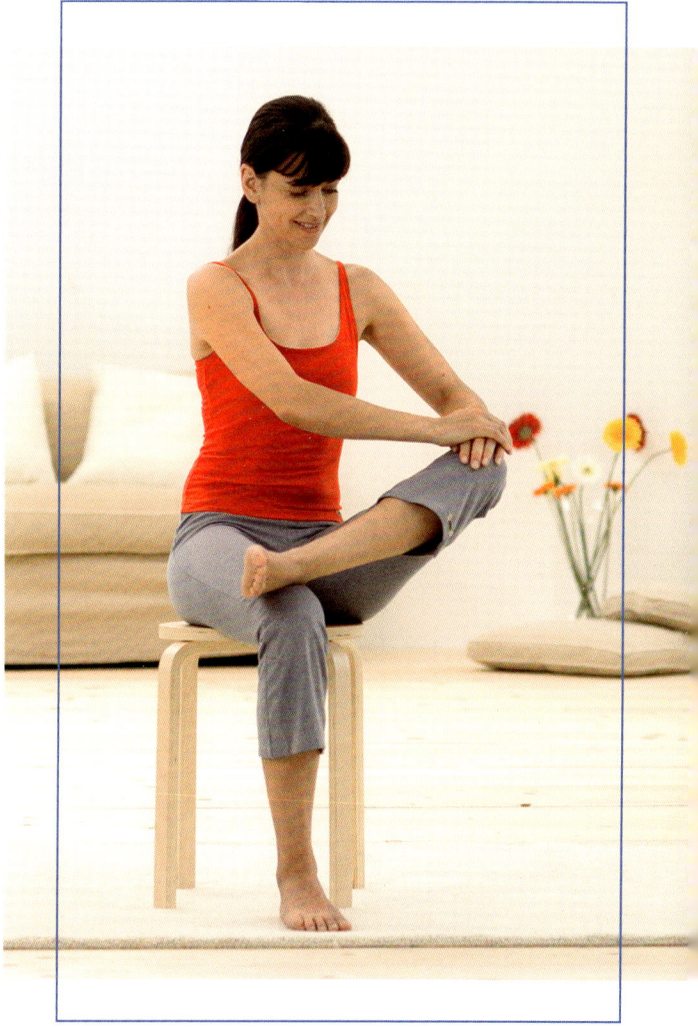

2. STATISCHE PHASE

> Bei der letzten Wiederholung führen Sie nochmals acht Sekunden lang nach unten drückend die größtmögliche Dehnung herbei. Atmen Sie bewusst weiter bis tief in den Bauch.

> Danach die Dehnung aufheben, den linken Fuß auf den Boden stellen, kurz entspannen und die Übung auf der anderen Seite wiederholen.

Fit unterwegs 1: HURDLE STRETCH

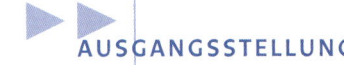

AUSGANGSSTELLUNG

> Die folgende Dehnübung für die Hüftbeuger gleicht muskuläre Dysbalancen aus und kommt dem Rücken somit indirekt zugute. Die Übung wird im Stehen ausgeführt. Um das Gleichgewicht besser zu halten, können Sie einen Punkt an der gegenüberliegenden Wand fixieren.
Winkeln Sie das rechte Bein nach hinten an und umgreifen Sie den Fuß oder Fußknöchel mit der rechten Hand.

> Achten Sie darauf, dass der untere, linke Fuß mit der ganzen Fußsohle auf dem Boden steht. Die Zehen zeigen nach vorn.

1. DYNAMISCHE PHASE

> Mit dem Ausatmen ziehen Sie den rechten Fuß langsam an das Gesäß heran. Bauen Sie die Spannung über vier Sekunden fließend bis zur Maximaldehnung auf.

> Einatmend lassen Sie wieder etwas nach, ohne die Dehnung jedoch ganz aufzuheben. Der Fuß wird nur ein kleines Stück vom Gesäß weg bewegt.

2. STATISCHE PHASE

> Bei der letzten Wiederholung bleiben Sie nochmals acht Sekunden lang in der größtmöglichen Dehnung. Atmen Sie dabei bewusst weiter tief in den Bauch. Achten Sie jedoch immer auf Ihre Dehngrenze und übertreiben Sie nicht.

3. RELAX-PHASE

> Um sich zu entspannen, lassen Sie den rechten Fuß los und stellen ihn auf dem Boden ab. Sie sollten die Beine anschließend kurz lockern, bevor Sie die Übung auf der anderen Seite wiederholen.

Check Points – bitte beachten

>> *Achten Sie darauf, dass Sie nicht ins Hohlkreuz gehen, und spannen Sie die Bauchmuskeln während der ganzen Dehnphase an.*

>> *Vermeiden Sie es, die Schultern nach oben zu ziehen. Der Oberkörper sollte möglichst entspannt bleiben.*

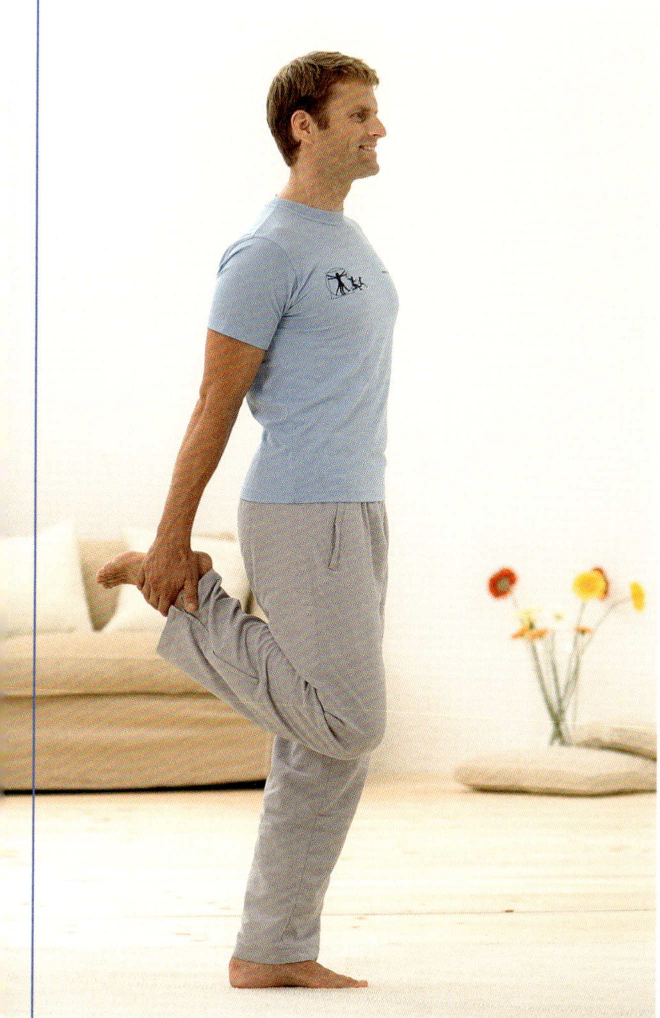

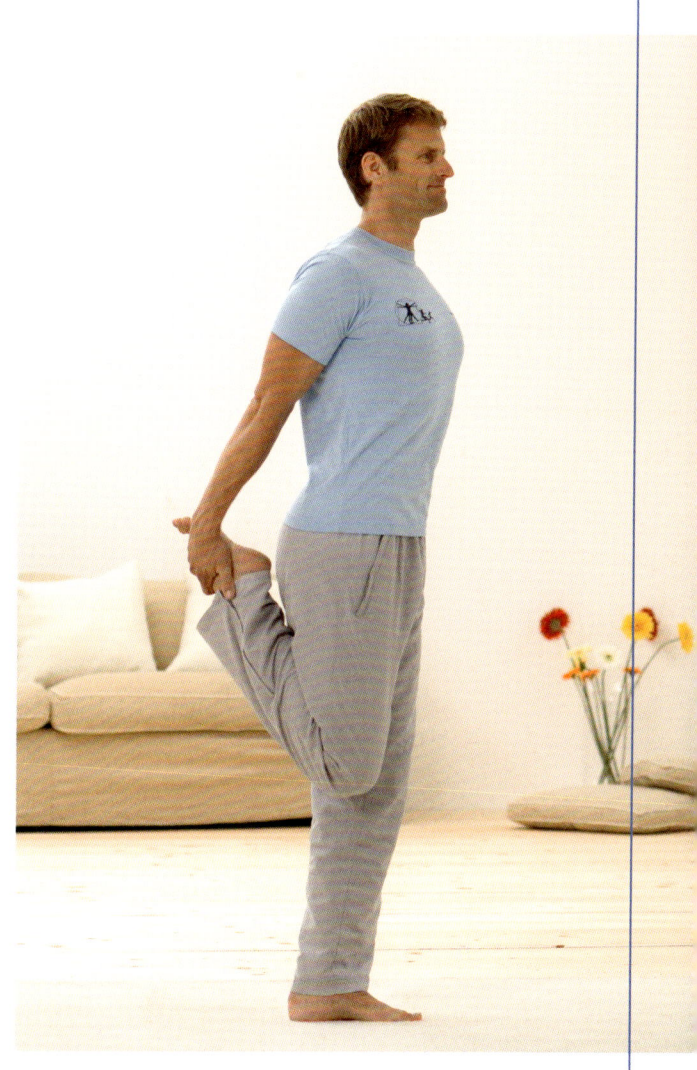

Fit unterwegs 2: FLOATING ARMS

AUSGANGSSTELLUNG

> Die folgende Übung wird im Stehen durchgeführt: Die Beine sind leicht geöffnet, und die Füße stehen hüftbreit auseinander. Stehen Sie bewusst aufrecht, und dehnen Sie leicht den Nacken, indem Sie das Kinn etwas zur Brust ziehen. Richten Sie die Wirbelsäule auf, und verteilen Sie Ihr Gewicht gleichmäßig auf beide Beine.

> Die Arme befinden sich entspannt neben dem Körper. Spannen Sie leicht die Bauchmuskeln an, indem Sie den Nabel etwas nach innen und nach oben ziehen.

1. DYNAMISCHE PHASE

> Um in die Endstellung zu kommen, atmen Sie aus und spannen die Bauchmuskeln stärker an. Gleichzeitig heben Sie die Arme langsam seitlich des Körpers in einem großen Bogen nach oben bis über den Kopf. Dabei drehen sich die Hände, so dass die Handflächen über dem Kopf zueinander zeigen.

> Einatmend senken Sie die Arme wieder und kehren in die Ausgangsstellung zurück.

2. STATISCHE PHASE

> Am Ende der Übung gehen Sie nochmals in die Endstellung und halten die Position acht Sekunden lang. Halten Sie während dieser statischen Phase jedoch den Atem nicht an, sondern lassen Sie ihn frei fließen.

3. RELAX-PHASE

> Senken Sie die Arme, lassen Sie sie locker neben dem Körper hängen und schütteln Sie sie aus.

> Schließen Sie die Augen und entspannen Sie sich kurz im Stehen.

Check Points – bitte beachten

>> Achten Sie während der gesamten Übung darauf, dass sich Ihre Schultern nicht heben. Vor allem beim Anheben der Arme sollten Sie die Schultern bewusst unten halten.

>> Führen Sie die Übung kontrolliert und langsam durch: Lassen Sie Ihre Arme nicht einfach fallen, sondern senken Sie sie mit der Kraft Ihrer Muskeln.

>> Halten Sie Ihren Rücken stets aufrecht, und spannen Sie kräftig die Bauchmuskeln an, um nicht ins Hohlkreuz zu fallen.

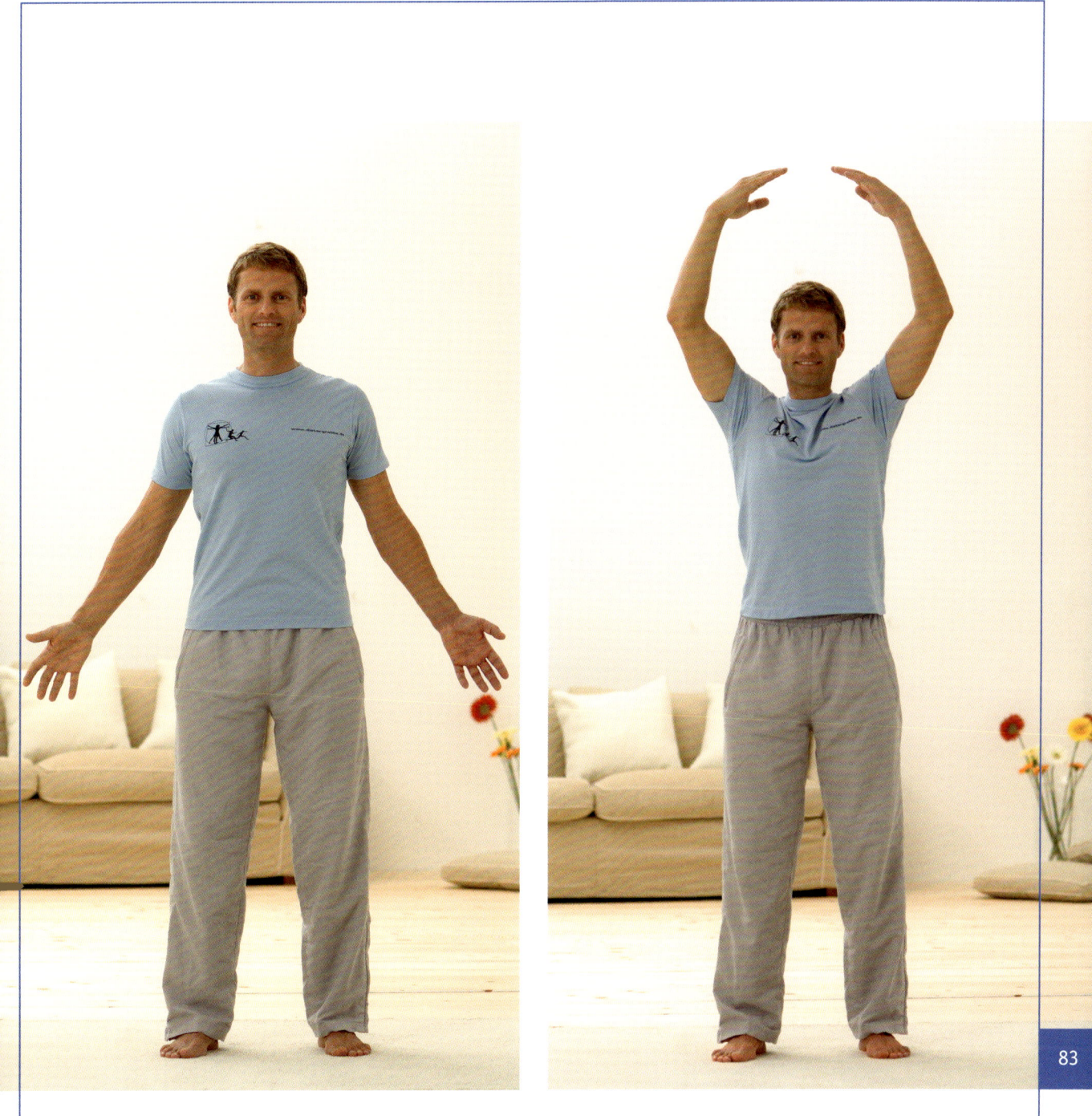

Fit unterwegs 3: SHOULDER LIFT

AUSGANGSSTELLUNG

> Die folgende Übung können Sie im Stehen oder Sitzen (wenn Sie wollen sogar auf dem Sofa) durchführen. Achten Sie lediglich darauf, dass Ihr Rücken aufrecht ist und Ihre Schultern entspannt sind.

> Lassen Sie Ihre Arme passiv neben dem Körper hängen. Wenn möglich können Sie die Augen schließen.

1. DYNAMISCHE PHASE

> Spannen Sie zunächst die Bauchmuskeln an, indem Sie den Nabel leicht nach innen ziehen.

> Atmen Sie jetzt tief durch die Nase ein. Dabei heben Sie beide Schultern so weit wie möglich nach oben. Stellen Sie sich vor, Sie wollten mit den Schultern Ihre Ohren berühren.

> Lassen Sie die Schultern dann plötzlich nach unten fallen, gleichzeitig atmen Sie tief durch den Mund aus. Wenn Sie dabei laut seufzen, können Sie körperliche und seelische Anspannungen besonders gut loslassen.

2. STATISCHE PHASE

> Bei der letzten Wiederholung bleiben Sie noch einmal acht Sekunden lang in der Endstellung – dabei sind die Schultern gehoben, Nacken und Schultermuskulatur werden stark angespannt. Diesmal atmen Sie jedoch weiter, ohne die Muskeln zu entspannen.

3. RELAX-PHASE

> Atmen Sie abschließend tief durch den Mund aus und lassen Sie die Schultern schlagartig nach unten fallen. Öffnen Sie dann die Augen und kreisen Sie Ihre Schultern noch einige Male, um Spannungen zu lösen.

Check Points – bitte beachten

>> *Führen Sie die Bewegungen nur aus den Schultern aus, die Arme bleiben passiv hängen.*

>> *Versuchen Sie, das tiefe Ausatmen durch den Mund zu nutzen, um auch psychische Belastungen »auszuatmen«. Die Übung eignet sich gut für zwischendurch, denn sie hilft dabei, auf die Schnelle Stress abzubauen.*

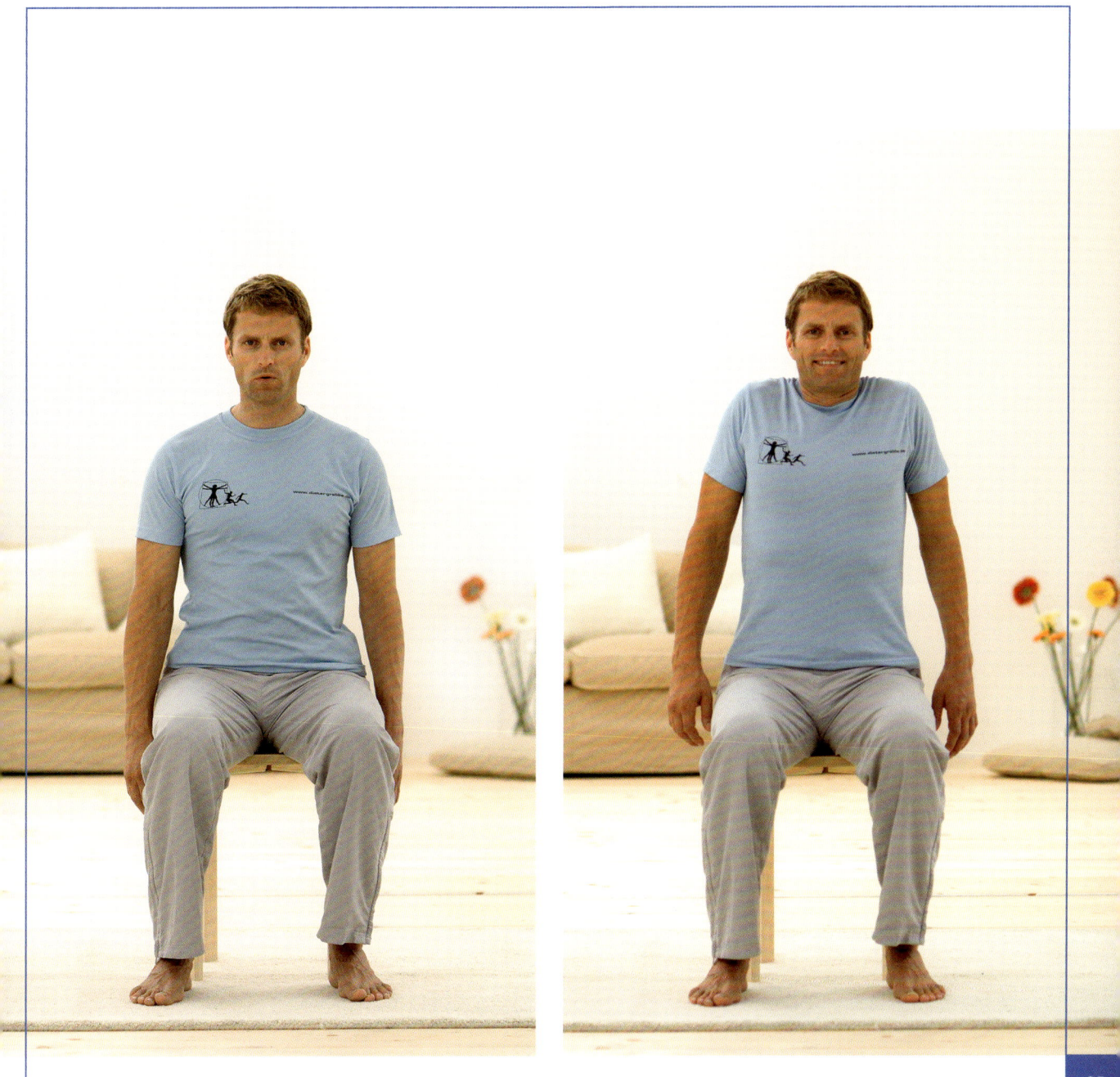

Fit unterwegs 4: STANDING PUSH-UP

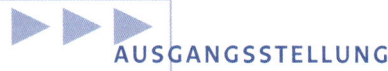

AUSGANGSSTELLUNG

> Stellen Sie sich mit dem Gesicht zu einer Wand so auf, dass Sie aufrecht stehend die Hände schulterbreit mit leicht gebeugtem Ellbogen gegen die Wand stützen können. Die Finger weisen dabei nach oben, der Blick ist geradeaus auf die Wand gerichtet. Die Füße stehen schulterbreit geöffnet fest auf dem Boden.

> Schieben Sie die Brustwirbelsäule etwas nach hinten, so dass sich der obere Rücken leicht rundet und unter Spannung steht.

1. DYNAMISCHE PHASE

> Um in die Endstellung zu kommen, atmen Sie ein und lassen sich dabei langsam nach vorn sinken, bis Ihre Nase nur noch wenige Zentimeter von der Wand entfernt ist. Dabei werden die Schulterblätter in Richtung Wirbelsäule geschoben.

> Ausatmend drücken Sie sich von der Wand ab, bis Sie wieder aufrecht stehen. Die Spannung im oberen Rücken wird dabei aufrechterhalten, und die Arme bleiben leicht gebeugt.

2. STATISCHE PHASE

> Abschließend gehen Sie nochmals in die Endstellung und halten die Spannung im oberen Rücken und im Schultergürtel acht Sekunden lang. Lassen Sie den Atem dabei weiter frei fließen, und halten Sie ihn keinesfalls an.

3. RELAX-PHASE

> Drücken Sie sich von der Wand ab, bis Sie wieder aufrecht stehen, und lassen Sie die Arme locker fallen. Schütteln Sie sie aus und nehmen Sie sich kurz Zeit, um zu entspannen.

Check Points – bitte beachten

>> *Spannen Sie während der gesamten Übung leicht die Bauchmuskeln an, und gehen Sie nicht ins Hohlkreuz.*

>> *Vermeiden Sie es, das Becken nach vorn zu schieben oder den Po herauszustrecken. Beine, Rumpf und Kopf sollten auch in der Endstellung auf einer Linie liegen.*

>> *Halten Sie die Knie während der Übung stets leicht gebeugt.*

>> *Führen Sie die Übung kontrolliert durch, und bauen Sie bewusst die Spannung im oberen Rücken auf, bevor Sie sich zur Wand sinken lassen.*

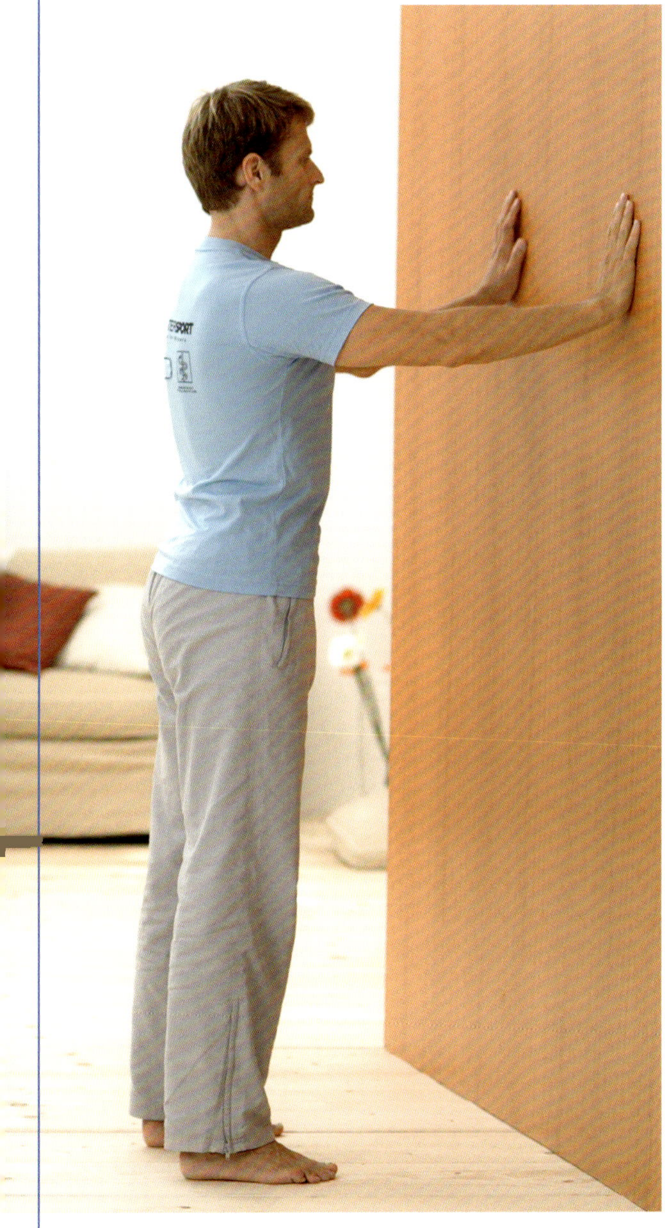

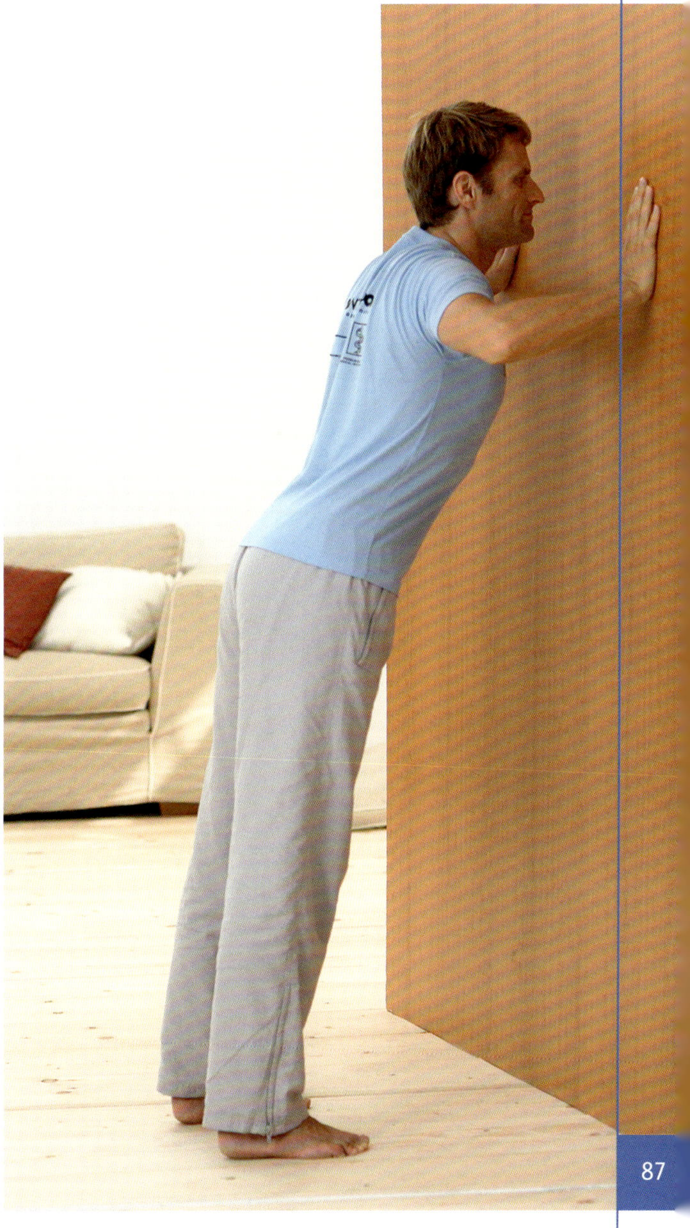

Fit auf dem Sofa 1: NECK ROLL II

AUSGANGSSTELLUNG

> Diese Übung führen Sie in der Rückenlage aus. Sie können sich ein kleines, flaches Kissen unter den Kopf legen, die Übung kann aber auch ohne Kissen auf jeder ebenen Unterlage durchgeführt werden. Spannen Sie leicht die Bauch- und Po-muskulatur an, und achten Sie darauf, nicht ins Hohlkreuz zu gehen.

> Winkeln Sie die Beine an, und stellen Sie die Füße auf. Die Arme liegen entspannt neben dem Körper oder auf dem Bauch, der Blick ist gerade-aus nach oben zur Decke gerichtet.

1. DYNAMISCHE PHASE

> Um in die Endstellung zu kommen, atmen Sie aus und rollen Ihren Kopf langsam so weit nach links, wie es angenehm und ohne Schmerzen möglich ist.

> Einatmend drehen Sie den Kopf zurück zur Mittel-position, bis Ihr Blick gerade nach oben gerichtet ist.

2. STATISCHE PHASE

> Am Ende der letzten Wiederholung halten Sie die Dehnung im Nacken noch einmal acht Sekunden lang. Halten Sie den Atem während dieser stati-

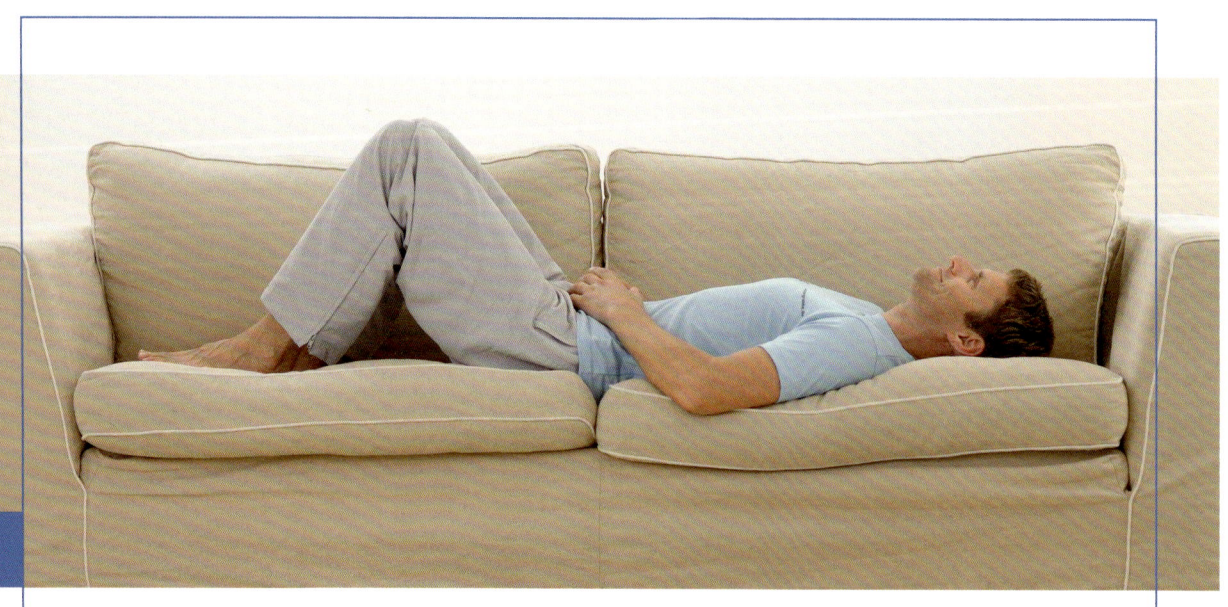

schen Phase nicht an, sondern atmen Sie weiter tief durch.

3. RELAX-PHASE

> Drehen Sie den Kopf zurück zur Mittelposition, und lassen Sie die Beine entspannt zum Boden oder auf das Sofa gleiten.

> Spüren Sie der Wirkung der Dehnung in Nacken und Schultern nach und entspannen Sie sich kurz, bevor Sie die Übung zur anderen Seite hin wiederholen.

Check Points – bitte beachten

>> *Führen Sie die Übung kontrolliert und langsam durch. Spannen Sie leicht die Bauchmuskeln an, und bleiben Sie während der gesamten Übung entspannt und mit geradem Rücken liegen.*

>> *Respektieren Sie Ihre Wohlfühlgrenze, aber versuchen Sie, den Kopf bei jeder Wiederholung ein winziges Stück weiter zur Seite zu rollen.*

>> *Die Schultern bleiben während der gesamten Übung entspannt auf dem Sofa liegen.*

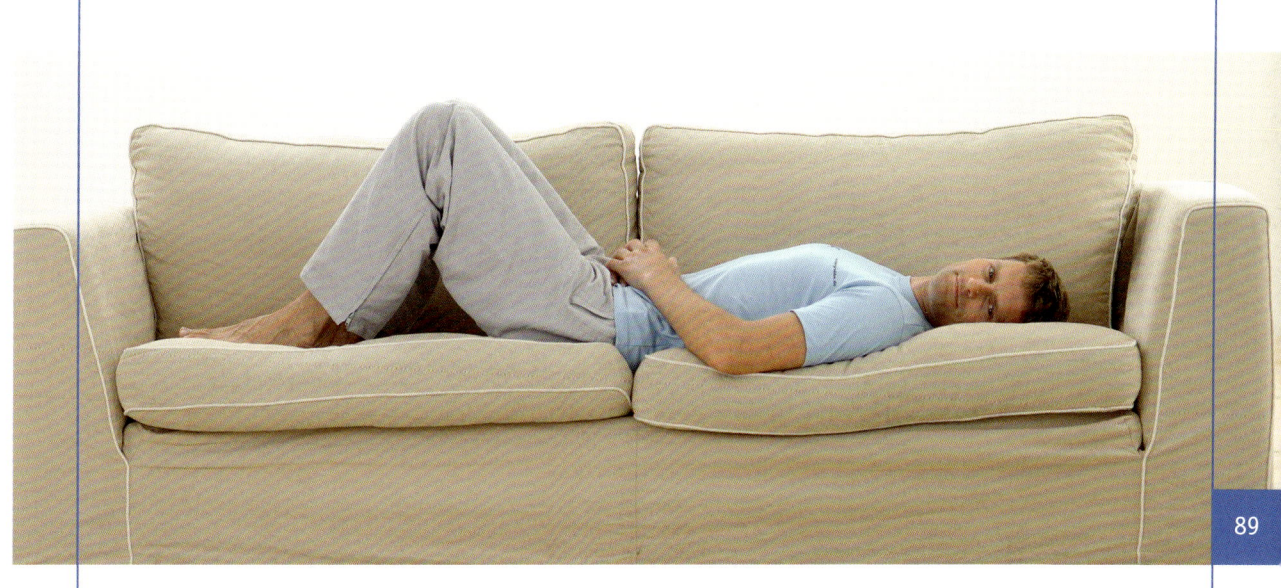

Fit auf dem Sofa 2: BALL POSITION

AUSGANGSSTELLUNG

> Diese Übung starten Sie in der Rückenlage. Legen Sie eventuell ein Kissen unter Kopf und Nacken, um bequemer zu liegen. Ziehen Sie mit geschlossenen Beinen die Knie an, bis die Oberschenkel senkrecht sind und die Kniegelenke sich über den Hüftgelenken befinden. Umfassen Sie beide Oberschenkel von außen so mit den Händen, dass die Finger in den Kniekehlen liegen. Die Arme sind gestreckt.

> Atmen Sie aus, und drücken Sie Ihre Oberschenkel leicht nach unten. Die Hände und Arme halten diesem Druck entgegen, so dass Sie weiter ohne zu kippen auf dem Rücken liegen bleiben.

1. DYNAMISCHE PHASE

> Um in die Endstellung zu kommen, lösen Sie den Druck der Beine und ziehen beim Ausatmen die Oberschenkel mit den Händen zum Körper, bis diese den Bauch berühren.

> Einatmend lockern Sie den Zug Ihrer Arme und drücken die Beine wieder so weit nach unten, bis sich die Kniegelenke über den Hüftgelenken befinden.

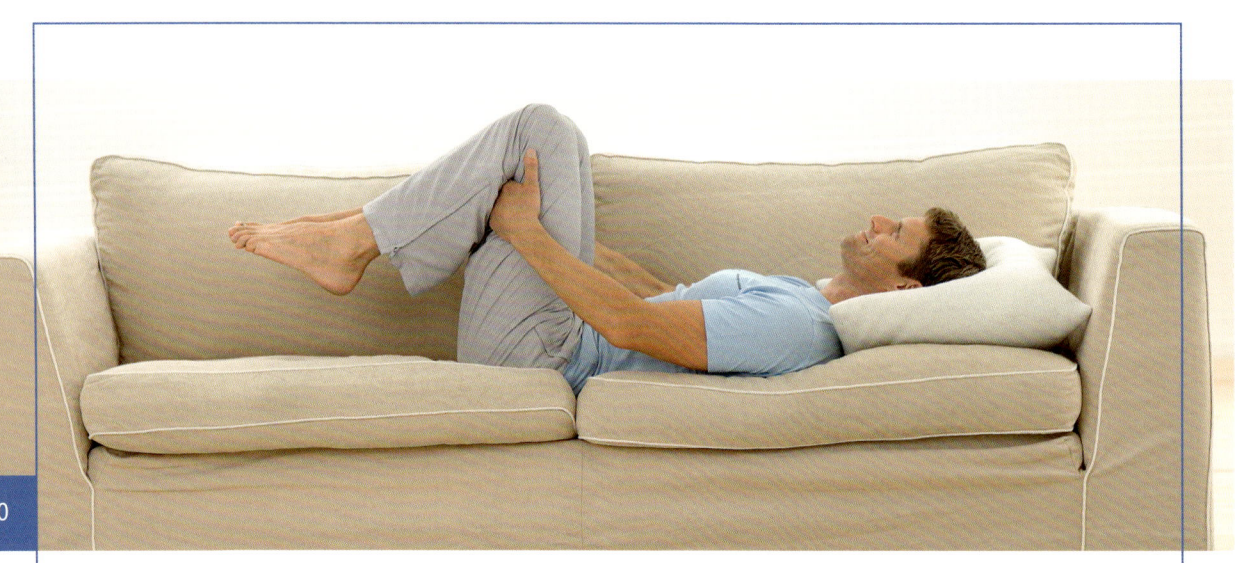

2. STATISCHE PHASE

> Am Ende der Übung bleiben Sie in der Endstellung und halten die Spannung noch einmal acht Sekunden. Halten Sie den Atem auf keinen Fall an, sondern lassen Sie ihn weiter frei fließen.

3. RELAX-PHASE

> Lösen Sie den Griff Ihrer Hände, stellen Sie die Füße auf dem Sofa oder Boden ab und strecken Sie Ihre Arme neben dem Körper aus.

> Strecken Sie die Beine, schütteln Sie sie kurz aus und entspannen Sie sich.

Check Points – bitte beachten

>> Kopf und Rumpf bilden während der gesamten Übung eine gerade Linie. Schultern und Kopf bleiben fest auf dem Boden liegen, nur der untere Rücken kann sich leicht vom Boden lösen.

>> Achten Sie bei dieser Übung besonders darauf, tief und bewusst zu atmen. Atmen Sie bis in den Bauch, auch wenn Ihre Oberschenkel dagegen drücken.

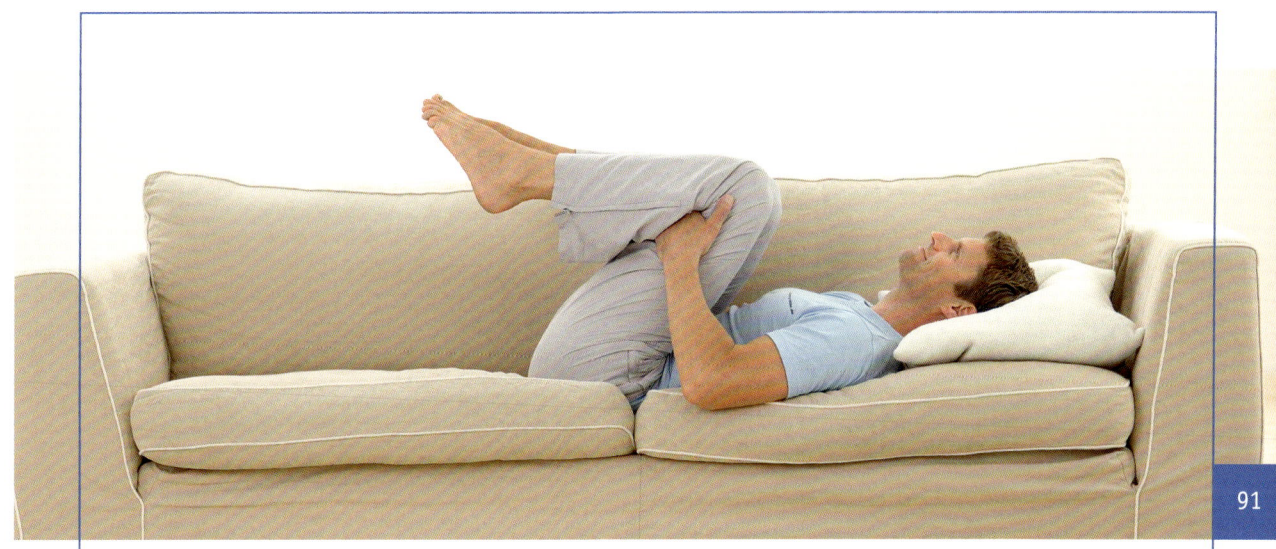

Fit auf dem Sofa 3: REVERSE SIT-UP

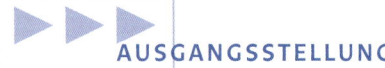

AUSGANGSSTELLUNG

> Bei dieser Übung starten Sie in der Rückenlage. Ihre Beine sind angewinkelt und leicht geöffnet, die Füße aufgestellt.

> Stützen Sie sich mit den Ellbogen auf. Die Ellbogen befinden sich senkrecht unter den Schultergelenken, die Unterarme liegen parallel zum Körper und die Handflächen zeigen nach unten. Heben Sie den Oberkörper. Ziehen Sie nun beim Ausatmen die Knie zum Körper, bis die Oberschenkel senkrecht stehen. Ober- und Unterschenkel bilden etwa einen rechten Winkel.

1. DYNAMISCHE PHASE

> Um in die Endstellung zu kommen, atmen Sie aus und senken dabei die angewinkelten Beine mit der Kraft Ihrer Bauchmuskeln bis knapp über das Sofa ab, die Füße berühren es dabei jedoch nicht.

> Einatmend ziehen Sie die Knie wieder zum Oberkörper, bis die Oberschenkel in der Senkrechten sind.

2. STATISCHE PHASE

> Bei der letzten Wiederholung bleiben Sie in der Endstellung und halten die Spannung in den Bauchmuskeln noch einmal acht Sekunden lang an. Atmen Sie während dieser statischen Phase tief weiter, und halten Sie den Atem nicht an.

3. RELAX-PHASE

> Lassen Sie die Füße auf die Unterlage sinken, und strecken Sie die Beine locker aus.

> Legen Sie sich wieder ganz auf den Rücken, strecken Sie die Arme neben dem Körper aus und entspannen Sie sich für ein paar Sekunden.

Check Points – bitte beachten

>> *Führen Sie die Übung kontrolliert und langsam durch. Die Kraft für die Auf- und Abwärtsbewegung sollte nur aus den Bauchmuskeln kommen.*

>> *Senken Sie die Beine nur so weit, wie die Bauchmuskeln die Position des Beckens halten können. Gehen Sie bei der Übung keinesfalls ins Hohlkreuz! Wenn Ihre Muskeln kräftiger werden, können Sie die Beine immer weiter senken, ohne die Kontrolle über den Kontakt des Rückens mit dem Sofa zu verlieren.*

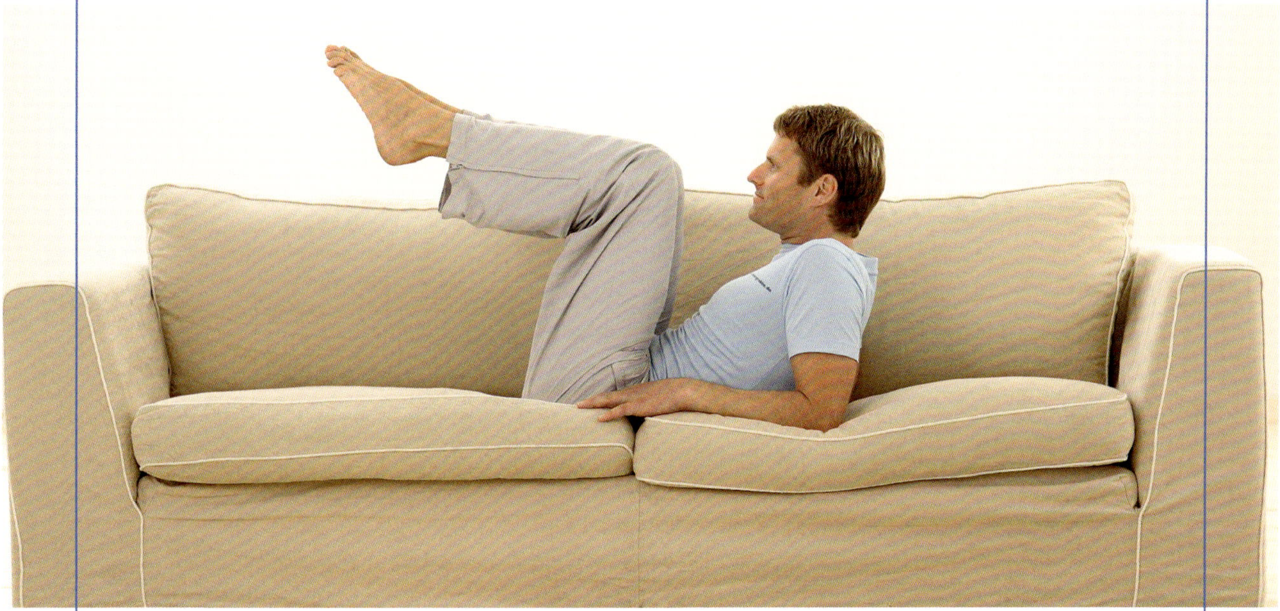

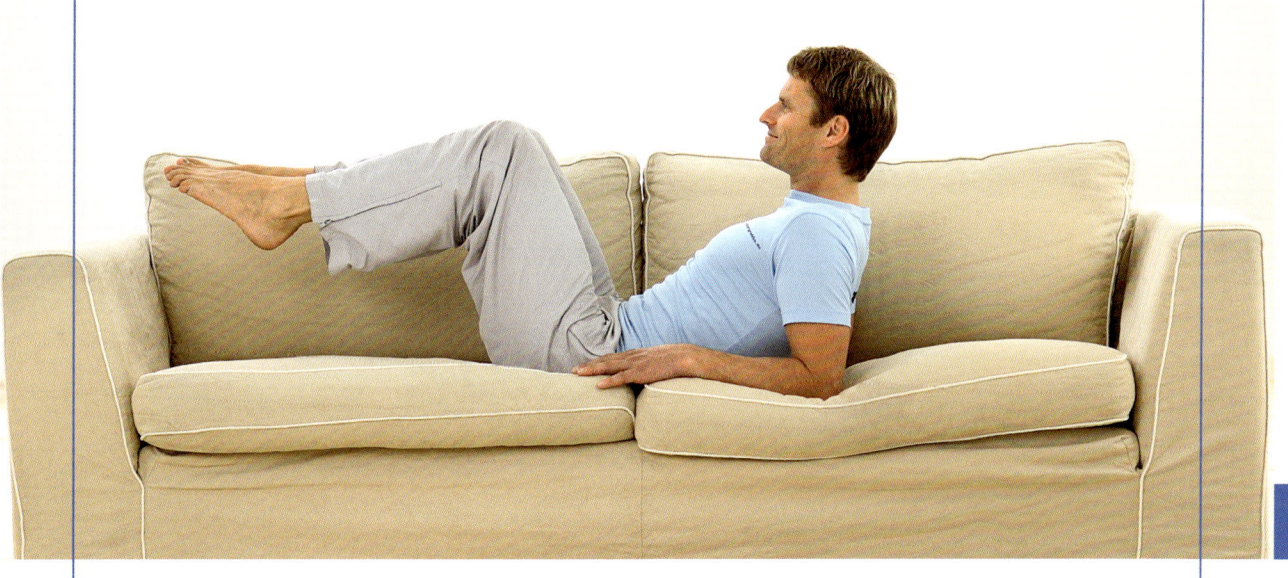

Register

Literatur

Weitere Titel von Dieter Grabbe:
Stretching. Südwest 2003
Ballooning. Droemer-Knaur 2004
Schlank und fit mit Dinner Cancelling. Irisiana 2003
Pilates für Einsteiger. Droemer-Knaur 2005
Energy-Walking. Rowohlt 2005
Bodyforming für Frauen. Droemer-Knaur 2005
Schlank und fit mit Dinner Cancelling. Goldmann
    2006
Bauch, Beine, Po. Droemer-Knaur 2006
Muskelquickies – das Schnellprogramm. BLV, 2007
Besser leben jeden Tag. Südwest, 2007

Nähere Infos unter www.dietergrabbe.de.

Autor

Dieter Grabbe ist einer von Deutschlands führenden Fitness- und Wellness-Experten, er gilt als einer der erfolgreichsten Autoren in diesem Bereich. Um seinem ganzheitlichen Anspruch gerecht zu werden, beschäftigt er sich mit der Weiterentwicklung und Optimierung von Bewegungsformen und setzt dabei immer wieder neue Trends.
Außerdem leitet er zahlreiche Seminare und Ausbildungen. Zu seinen Kunden zählen große Unternehmen, Prominente und Profisportler. Seine innovativen Konzepte finden Aufmerksamkeit in großen Medien, unter anderem als TV-Coach mit eigenen Formaten. Bewegung ist die Faszination seines Lebens und die Steigerung von Lebensqualität sein Ziel.

Bibliographische Information der Deutschen Bibliothek

Die Deutsche Bibliothek verzeichnet diese Publikation in der Deutschen Nationalbibliographie; detaillierte bibliographische Daten sind im Internet über http://dnb.ddb.de abrufbar.

BLV Buchverlag GmbH & Co. KG
80797 München

Bildnachweis:
Alle Fotos Susanne Kracke, außer: Besendorfer, Eva: S. 18
Grafiken: Jörg Mair

Umschlaggestaltung: Sabine Fuchs, fuchs_design, München
Umschlagfotos: Susanne Kracke

Lektorat: Manuela Stern
Herstellung: Ruth Bost
Layoutkonzept Innenteil: Sabine Fuchs, fuchs_design, München
Satz: Uhl + Massopust, Aalen

Gedruckt auf chlorfrei gebleichtem Papier

Printed in Germany
ISBN 978-3-8354-0308-6

Hinweis
Das vorliegende Buch wurde sorgfältig erarbeitet. Dennoch erfolgen alle Angaben ohne Gewähr. Weder Autor noch Verlag können für eventuelle Nachteile oder Schäden, die aus den im Buch vorgestellten Informationen resultieren, eine Haftung übernehmen.

Eine kleine Auswahl aus unserem großen Programm

Jerry Goldberg
Autogenes Training
Entspannt und ausgeglichen, selbstbewusst und stark, klar und konzentriert, glücklich und zufrieden: der Grundkurs für Ruhe und innere Kraft in nur 4 Wochen. Mit geführten Übungen auf CD.
ISBN 978-3-8354-0046-7

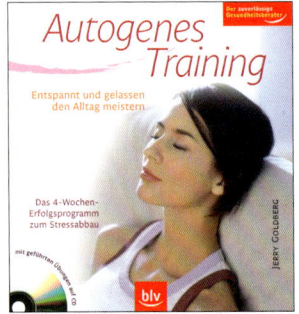

Petra Mommert-Jauch
Gesunde Beine – gesunde Füße
Gut zu Fuß ein Leben lang: das innovative Rundumprogramm zur Selbstbehandlung; gezielte Übungen und richtige Pflege, die Schmerzen lindern und häufigen Erkrankungen – von Hallux Valgus bis Cellulite – wirksam vorbeugen.
ISBN 978-3-8354-0248-5

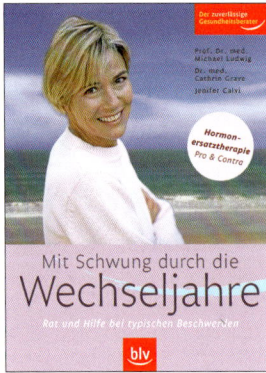

Prof. Dr. Michael Ludwig/ Dr. Cathrin Grave/Jenifer Calvi
Mit Schwung durch die Wechseljahre
Das Know-how für Frauen vor und in den Wechseljahren; Rat und Hilfe bei typischen Beschwerden; Ernährung, Sport, Schönheitspflege; mit dem neuesten Erkenntnisstand zur Hormonersatztherapie.
ISBN 978-3-8354-0252-2

Valeria Füchtner/Helga Petres
Kinesiologie
Die ideale Kombination aus Grundlagen der Traditionellen Chinesischen Medizin mit Ergebnissen neuester Stress- und Gehirnforschung: einfache Übungen zur sanften Selbstbehandlung.
ISBN 978-3-8354-0250-8

Anja Schwarz/Aljoscha Schwarz
Muskelentspannung nach Jacobson
Einfach, wirksam, schnell erlernbar – eine der bewährtesten Methoden zur Stressbewältigung: Tiefenentspannung für Körper und Seele durch das gezielte Anspannen und Entspannen einzelner Muskeln. Mit geführten Übungen auf CD.
ISBN 978-3-8354-0136-5

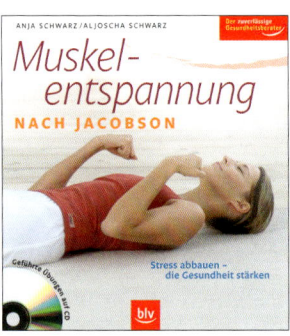

Uschi Moriabadi
Yoga & Pilates
Der Megatrend in den Fitness-Studios – die Kombination von Yoga und Pilates: das optimale Training zum Kräftigen, Dehnen und Entspannen mit Kurzprogrammen für spezielle Ziele (z.B. zum Aufwachen, für den Rücken oder zum Stressabbau).
ISBN 978-3-8354-0007-8

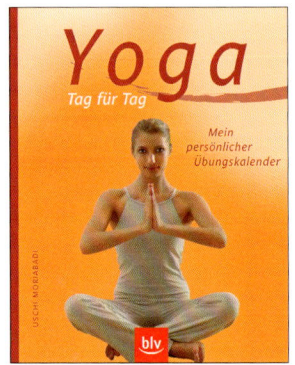

Uschi Moriabadi
Yoga Tag für Tag
Der immerwährende Kalender – idealer Begleiter, um Yoga Tag für Tag zu üben: Kalendarium mit einer neuen Übung pro Woche, die mit bis zu 4 Fotos vorgestellt wird; für Einsteiger und Fortgeschrittene.
ISBN 978-3-8354-0133-4

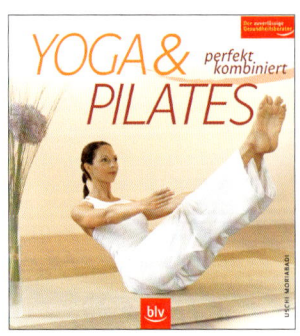